H. Vogel · R. Asady Arbaby

Schwangerschaft
im Röntgenbild

Prä- und perinatale Diagnostik in der Dritten Welt

Anschriften der Autoren:

Prof. Dr. med. Hermann Vogel
Leitender Arzt der Röntgenabteilung
des AK St. Georg
Albers-Schönberg-Institut
Lohmühlenstraße 5
20099 Hamburg

Dr. med Reza Asady Arbaby
Griesstraße 22
20535 Hamburg

H. Vogel · R. Asady Arbaby

Schwanger-schaft im Röntgenbild

Prä- und perinatale Diagnostik
in der Dritten Welt

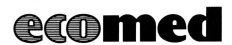

Wichtige Hinweise für den Benutzer:

Medizin als Wissenschaft ist ständig in Bewegung. Soweit in diesem Band eine Dosierung oder Applikation erwähnt wird, darf der Leser zwar darauf vertrauen, daß Autoren, Herausgeber und Verlag größte Mühe darauf verwandt haben, diese Angaben dem Wissensstand bei Fertigstellung des Werkes anzupassen. Dennoch ist jeder Benutzer aufgefordert, die Beipackzettel oder Fachinformationen der verwendeten Präparate selbst zu prüfen, um in eigener Verantwortung festzustellen, ob die dort gegebenen Empfehlungen für Dosierung oder die Beachtung von Kontraindikationen gegenüber den Angaben in diesem Buch abweichen.

Für etwaige inhaltliche Unrichtigkeiten des Buches übernehmen Herausgeber und Verlag keinerlei Verantwortung oder Haftung.

Geschützte Warennamen (Warenzeichen) werden nicht immer besonders kenntlich gemacht. Aus dem Fehlen eines solchen Hinweises kann nicht geschlossen werden, daß es sich um einen freien Warennamen handelt.

ecomed Umweltinformation

Dieses Buch wurde auf chlor- und säurefrei gebleichtem Papier gedruckt. Unsere Verlagsprodukte bestehen aus umweltfreundlichen und ressourcenschonenden Materialien.
Wir sind bemüht, die Umweltfreundlichkeit unserer Werke im Sinne wenig belastender Herstellerverfahren der Ausgangsmaterialien sowie Verwendung ressourcenschonender Rohstoffe und einer umweltverträglichen Entsorgung ständig zu optimieren. Dabei sind wir bestrebt, die Qualität beizubehalten bzw. zu verbessern.
Schreiben Sie uns, wenn Sie hierzu Anregungen oder Fragen haben.

Die Deutsche Bibliothek – CIP-Einheitsaufnahme

Vogel, Hermann:
Schwangerschaft im Röntgenbild : prä-und perinatale Diagnostik in der Dritten Welt / H. Vogel ; R. Asady Arbaby. – Landsberg/Lech : ecomed, 1998
    ISBN 3-609-51130-3

H. Vogel · R. Asady Arbaby
Schwangerschaft im Röntgenbild
Prä- und perinatale Diagnostik in der Dritten Welt

© 1998 ecomed verlagsgesellschaft mbh & Co. KG
Rudolf-Diesel-Str. 3, 86899 Landsberg
Telefon 08191/125-0, Telefax 08191/125-292, Internet: http://www.ecomed.de

Satz: Fotosatz H. Buck, Kumhausen
Druck: Kessler Verlagsdruckerei, Bobingen
Printed in Germany 510 130/898105
ISBN- 3-609-51130-3

Inhaltsverzeichnis

Vorwort

Die Schwangerschaft hat den Spezialisten für bild-gebende Diagnostik immer wieder herausgefordert, die Darstellung des Kindes in utero zu versuchen, oft wider besseres Wissen. Als Beispiel sei Albers-Schönberg, einer der Pioniere der Röntgendiagno-stik, genannt: Albers-Schönberg bildete nach langen Versuchen im Jahre 1904 das Kind in utero ab zu einem Zeitpunkt, als er die Wirkung der ionisieren-den Strahlen am eigenen Leib beobachten mußte. Er hatte ein Strahlenekzem mit Hautulzerationen. Abers-Schönberg starb an strahleninduziertem Hautkrebs.

Die in dieser Zusammenstellung wiedergegebenen Röntgenbilder sind Dokumente des Leides, des Lei-dens der Mutter und des Kindes. Eine Störung des Schwangerschaftsverlaufs veranlaßt die Röntgen-diagnostik. Sie wird durchgeführt, wo Ultraschall nicht zur Verfügung steht. Sie wird eingesetzt trotz der Gefährdung des Kindes und der Mutter durch ionisierende Strahlung. Der Ort dieser Diagnostik ist die Dritte Welt. Es ist der Bereich, in dem Armut und Reichtum einander berühren. Ist Geld vorhan-den, gleicht sich die Betreuung der Schwangeren der in Deutschland üblichen an; oft ist ein Ultraschall-gerät vorhanden und eine Überwachung der Schwangeren stationär oder ambulant möglich.

Bis in die 60er und 70er Jahre wurden in Deutsch-land Röntgenaufnahmen routinemäßig während der Schwangerschaft zur Abklärung von Erkran-kungen und zur Überwachung eingesetzt. Eine Übersicht der Möglichkeiten der Röntgendiagno-stik und der durch sie zu erhebenden Befunde von Fochem erschien noch 1980 im Handbuch der Me-dizinischen Radiologie, zu einem Zeitpunkt, als die Gefährdung des Kindes durch die ionisierenden Strahlen bereits im Schrifttum eingehend diskutiert wurden. Das damals zu den Befunden und den In-dikationen Ausgeführte gilt entweder noch heute oder verdient noch heute beachtet zu werden, auch wenn Alternativmethoden wie Ultraschall die Rönt-gendiagnostik ersetzt haben.

Dem Arzt und der Patientin in den hochindustriel-len Ländern ist oft nicht klar, daß die Grundsätze, nach denen in ihrer Welt Medizin ausgeübt wird, in einer anderen, der Dritten Welt, nicht beliebig an-wendbar sind. Die Not ist das Gemeinsame der Me-dizin in der Dritten Welt heute mit der Medizin in Europa während des Krieges und der Nachkriegs-zeit. Viele der Befunde sind damals in Deutschland beschrieben und viele der Grundsätze des Vorge-hens sind damals formuliert worden. Das Erarbei-tete gilt fort. Heute wird in der Dritten Welt nach den Befunden gesucht und nach den erarbeiteten Grundsätzen verfahren. In armen Regionen haben nur Reiche und Privilegierte die Möglichkeit, sich mit der international empfohlenen Technologie, d.h. mit Ultraschall und künftig vielleicht mit der Kernspintomographie, untersuchen zu lassen.

Auf meinen Reisen zur Materialsammlung für die „Tropenradiologie". Röntgendiagnostik in der Dritten Welt", und für „Gewalt im Röntgenbild" stieß ich in den Archiven der Krankenhäuser in Afrika, Asien und Lateinamerika immer wieder auf Röntgenaufnahmen, in denen Erkrankungen des Kindes und der Mutter während der Schwanger-schaft dokumentiert waren. Die Diskussion mit den Kollegen vor Ort ergab, daß Ultraschalldiagnostik nicht zur Verfügung stand oder das einzige Gerät zur Reparatur in die USA geschickt worden war. Die Schwangere war mit Sicherheit krank, eine Überwachung ambulant oder stationär war nicht möglich. Die Zeit drängte. Eine Klärung war zwin-gend notwendig. Ein Unterlassen der Klärung be-deutete mit Sicherheit die größere Gefährdung für Mutter und Kind, deshalb wurde die Röntgendia-gnostik durchgeführt.

In den hochindustriellen Ländern ist die Röntgen-diagnostik in der Schwangerschaft heute weitge-hend vergessen. In der Dritten Welt hat sie ihren Wert.

Eigene Erlebnisse mögen dies belegen:

In *Israel* fand ich in der Sammlung von Prof. Barsiv Röntgenaufnahmen schwangerer Beduininnen. Die Rachitis war nicht nur bei der jungen Mutter zu er-kennen, sondern sie ließ sich auch bei dem Kind in utero nachweisen. Die Erklärung liegt in der Armut der Beduinen, dem Patriarchat und der Religion. Eine Vitamin-D-Prophylaxe wird nicht durchgeführt, bei den Mahlzeiten ißt zuerst der Vater der Familie, dann die männlichen Angehörigen und die männlichen Kinder, dann die älteren Frauen und als letztes die jungen Mädchen. Eiweiß- und Kalziummangel und Mangel an Vitamin D sind so erklärt. Erschwerend kommt hinzu, daß in konservativ islamischen Gesellschaften die Frau gehalten ist, sich zu bedecken. So wird die Bildung von Vitamin D aus Provitamin D in der Haut durch Sonnenstrahlung verhindert. Die Folgen sind Deformierungen des Skeletts der Frauen: Unter der Geburt behindern Verengungen des Beckens die Passage des Kindes oder machen sie unmöglich. Die Beduinen ziehen umher, eine kurzfristige Überwachung ist nicht möglich, eine Klärung, die auch Außenstehende überzeugt, ist zwingend. Die Röntgenaufnahme bringt die Diagnose.

In *Südafrika* erlebte ich bei einer Famulatur in einer Klinik für Schwarze die Folgen der Armut. Die schwarzen Frauen hatten oft ein enges Becken. Die Zahl der Schnittentbindungen war sehr hoch, Störungen der Schwangerschaft häufig. Der Ausspruch des Arztes blieb haften: Wenn man je Geburtshilfe bei Schwarzen durchgeführt hat, ist die Geburtshilfe bei Weißen eine einzige Erholung. Als ich um Erklärung bat, erläuterte er, daß eine Vitamin-D-Prophylaxe bei den Schwarzen nicht durchgeführt werde und daß die Pigmentierung ihrer Haut die Umwandlung von Provitamin D in Vitamin D behindere. Beides begünstige die Ausbildung eines engen Beckens. Darüberhinaus sei das Einzugsgebiet des Krankenhauses groß. Im Gegensatz zu einem Krankenhaus für Weiße häufen sich hier Risikofälle, da die Schwarzen nur bei offensichtlicher Gefährdung das Krankenhaus aufsuchten. Erkrankungen seien fortgeschritten und bedrohten Mutter und Kind. Die Befunde seien oft erschreckend ausgeprägt, Komplikationen seien häufig. Diese Ausführungen wurden während meines Aufenthalts immer wieder bestätigt. Z.B. erinnere ich mich an eine Frau mit einer Bauchhöhlenschwangerschaft, bei der das Kind, wenn auch entstellt, lebend durch einen Kaiserschnitt geboren wurde.

In *Südfrankreich* erlebte ich bei einem Praktikum in der Geburtshilfe, wie zurückhaltend und gehemmt islamische Frauen bei Erkrankungen während der Schwangerschaft und bei Erkrankungen an ihren Geschlechtsorganen sind. Die mich ausbildenden Ärzte wiesen mich auf die Auswirkungen dieses Verhaltens auf das Überleben der Frauen hin.

In *Zimbabwe* und in *Tansania* stieß ich in den Sammlungen der Krankenhäuser auf Aufnahmen einer Vielzahl von Kindern in utero und post partum mit Mißbildungen. Den Kollegen vor Ort waren die Häufungen aufgefallen, sie hatten aber keine Vorstellungen über die Ursachen. Sie diskutierten als möglichen Grund die Wechselwirkung zwischen chemischen Stoffen (u.a. Insektizide), Mangelernährung, Ernährungsgewohnheiten und Krankheiten (Malaria, Schistosomiasis). Eine schlüssige Erklärung ergab sich nicht. Mag sein, daß diese Beobachtung irgendwann Gegenstand eines Forschungsprojektes sein wird. Die Häufung der dokumentierten Befunde sprach jedenfalls gegen ein zufälliges Auftreten.

Im *Tschad* wurde ich überrascht. Ich begleitete eine Ärztegruppe aus Frankreich, die die Greueltaten des gestürzten Regimes untersuchen sollte und von den neuen Machthabern über die französische Regierung eingeladen worden war. Die Absicht der neuen Machthaber war, sich durch den Nachweis von Verbrechen des vorherigen Regimes zu legitimieren. Wahlen und Abstimmungen waren nicht geplant. In der Hauptstadt N'Djamena war unserer Gruppe ein verlassenes Kloster zur Untersuchung und Betreuung Gefolterter und Mißhandelter zugewiesen worden. Wir hatten das Recht, in dem einzigen zivilen Krankenhaus der Stadt Untersuchungen und gegebenfalls Behandlungen durchführen zu lassen. N'Djamena hatte vielleicht 800.000 Einwohner. In der Stadt gab es nur zwei Krankenhäuser, das zivile und das Militärkrankenhaus. Beide Krankenhäuser hatten je 200 bis 300 Betten. Eine größere Zahl von Patienten schlief in Zelten und auf dem Boden. In den beiden Krankenhäusern gab es zusammen vier funktionierende Röntgengeräte. Als ich in den Krankenhäusern nach Röntgenbildern von Kriegsverletzten suchte, wurde ich von den röntgentechnischen Assistenten gefragt, ob ich

Radiologe sei. Als ich dies bejahte, baten sie mich, ihnen zu helfen. Ich war gern einverstanden. Die röntgentechnischen Assistenten legten mir daraufhin einen Stapel Röntgenbilder von Hysterosalpingographien, Untersuchungen der Eileiterdurchgängigkeit, zur Befundung vor. Die Hystersalpingographien waren von den röntgentechnischen Assistenten auf Wunsch der Frauen durchgeführt worden. Die Frauen ließen sich untersuchen, da sie nicht schwanger wurden, sie waren in einer Notlage. Wenn die Schwangerschaft ausblieb, würde dies ihnen vorgeworfen werden. Der Druck auf sie war gewaltig. Wegen der sozialen Diskriminierung oder um die soziale Diskriminierung hinauszuschieben, unterzogen sich die Frauen der Hysterosalpingographie. In Ländern wie dem Tschad fordert der Mann kaum einmal die Untersuchung seiner Zeugungsfähigkeit, solange er zur Kohabitation in der Lage ist. Schließlich ist es ja die Frau, die nicht schwanger wird! Die Frau fordert die Hysterosalpingographie. Die Durchführung dieser Untersuchung ist verhältnismäßig einfach, wenn auch nicht ohne Risiko, sie kann ohne größere Vorkenntnisse durchgeführt werden. Die bei der Untersuchung gefertigten Röntgenbilder konnten in N'Djamena weder die röntgentechnischen Assistenten noch die Ärzte lesen. Darüberhinaus war in N'Djamena eine Therapie eines nachgewiesenen Eileiterverschlusses nicht möglich. Trotzdem wurde untersucht. Ich diktierte die Befunde an zwei Nachmittagen!

In den *islamischen Ländern*, insbesondere in konservativen, erfährt man rasch, daß zwischen der Patientin und dem männlichen Arzt eine große Distanz gewahrt wird. Erkennbar ist auch, daß zumindest in den ärmeren Ländern die Männer mit den Frauen um die Arbeitsplätze konkurrieren. Röntgentechnische Assistenten sind fast durchweg Männer und nur ausnahmsweise Frauen. Dies kann zu Schwierigkeiten führen, wenn Tabus wirksam werden. Z.B. dürfen Männer, dies schließt männliche Ärzte ein, einen Maßstab für Beckenmeßaufnahmen an der Vulva nicht plazieren. Wenn keine Assistentinnen und keine Ärztinnen die Plazierung vornehmen können, wird das Vorgehen abgewandelt. Der Maßstab wird neben dem Körper plaziert, was ungenauer ist oder die Untersuchung unter-

bleibt. Berichte, daß die Taliban in Afganistan Frauen und Männer konsequent voneinander trennen, lassen befürchten, daß das besprochene Tabu in Verbindung mit dem Tätigkeitsverbot für Frauen und dem Fehlen ausgebildeter Assistentinnen und Ärztinnen sich auf die Versorgung der Schwangeren und die Betreuung von Gebärenden ungünstig auswirken werden. Im Iran wird in den Medien berichtet, es sei geplant, für Frauen Krankenhäuser einzurichten, die allein von Frauen betrieben werden. Wird dies verwirklicht, ist zu hoffen, daß sich dies nicht ungünstig auf die Versorgung Schwangerer auswirken möge.

Wissen, das in Europa vergessen ist, da es nicht gebraucht wird, findet sich in vielen Ländern der Dritten Welt. Dies gilt zum Beispiel für kongenitale Syphilis: In *Vietnam* demonstrierten mir die Kollegen Röntgenbilder einer Studie über kongenitale Syphilis, die mich erschrecken ließen. Ein wesentlicher Faktor war der damals noch herrschende Boykott der Amerikaner und die Armut, die nicht erlaubte, ausreichend Antibiotika zu beziehen. Ein anderes, besonderes Problem in *Vietnam* war der vermutete Zusammenhang zwischen der Dioxinexposition größerer Bevölkerungsgruppen als Folge der Entlaubungsaktionen durch die Amerikaner im Vietnamkrieg: Die Herbizide, „agent orange", „agent blue" und „agent white" enthielten Verunreinigungen von Dioxin. Bei Erkrankungen, die in den Entlaubungsgebieten auftraten, wurden deshalb von den einheimischen Ärzten die Dioxinexposition als Ursache diskutiert. Dies betraf z.B. das Auftreten eines Pärchens Siamesischer Zwillinge. Die Gespräche mit Ärzten vor Ort und mit den Angehörigen der Deutschen Botschaft ergaben Unerwartetes: Die Entfernung des Dioxins aus größeren Arealen war von der vietnamesischen Regierung nicht bezahlbar. Das Regime beanspruchte aber alles zu regeln. Ein so straff geführter Staat wie Vietnam, das während des zweiten Weltkrieges durch die Japaner besetzt war, nach dem zweiten Weltkrieg Kriege mit Frankreich, den USA und China überstanden hatte, ließ dem einzelnen wenig Spielraum für eigene Initiativen und Entscheidungen. Ein Problem, das die Regierung löste, konnte sie bedrohen, sobald es Unruhe oder Unmut in der Bevölkerung hervorrief. In den vom Staat kontrollierten Medien wurde von derartigen Problemen deshalb nicht berichtet, geschweige denn über sie diskutiert. Das Dioxinproblem wurde zum Unproblem. Ein weiterer Grund für das vom Staat verordnete Schweigen war, daß Vietnam sich zur damaligen Zeit um die Aufhebung des internationalen, von den USA durchgesetzten, Handelsboykotts bemühte. Die Diskussion der Dioxinfrage in der Öffentlichkeit hätte diese Bemühungen behindern können. Der Vorwurf, Dioxin rufe noch Jahre nach dem Krieg Schäden hervor, in den Medien geäußert oder indirekt durch wissenschaftliche Publikationen veröffentlicht, hätte die USA veranlassen können, den Boykott fortzusetzen und die Konfrontation möglicherweise auszuweiten. Der dritte Grund für das Schweigen ergab sich aus der Tatsache, daß die Forschung in Vietnam den Anschluß international verloren hatte, bedingt durch die eingeschränkten Möglichkeiten, eigene Ergebnisse mit Kollegen aus dem Ausland zu diskutieren, die international erarbeiteten Fortschritte der Methodik zu nutzen, und auch nur Gerätschaften zur feineren Analyse zu erwerben. Forschungsergebnisse, die in der internationalen Diskussion Bestand haben konnten, ließen sich nicht mehr erarbeiten. Der Zusammenhang zwischen Dioxinexposition und Mißbildungen des Kindes oder einer Störung der Schwangerschaft mußte deshalb ungeklärt bleiben.

Die Ausführungen zur Röntgendiagnostik der Schwangerschaft aus der Nachkriegszeit lassen sich heute durch neue Gesichtspunkte ergänzen. Als Beispiel sei ein Ansatz genannt, der in *Israel* gewählt wurde. Die Möglichkeiten, mit einer Computertomographie des ganzen Körpers bei Unfallopfern Aussagen zur Gewalteinwirkung und zur Todesursache zu machen, verglichen die Kollegen vor Ort mit den Ergebnissen der Autopsie. Sie taten dies, da große Teile der Bevölkerung sich aus religiösen oder personellen Gründen weigern, im Todesfall bei sich oder bei Angehörigen eine Autopsie zuzulassen. In der Studie fand ich die Computertomographie von einer verstorbenen Schwangeren.

Ich habe viel von meinen Kollegen gelernt und bin voller Hochachtung, wie sie unter schwierigsten Bedingungen trotz beschränkter Resourcen Wichtiges klären. Die Kollegen, die mir ihre Bilder überließen, sind im Methodenteil genannt. Ich bin ihnen dankbar und verpflichtet. Die Beschäftigung mit ihrer Arbeit führt zu der Überzeugung, daß in der Dritten Welt viele Leben mit einem Bruchteil der bei uns für Hochtechnologie aufgewandten Gelder gerettet werden könnten. Daran schließt sich die Frage an, wie der Einsatz großer Summen für die Hochtechnologie bei uns gerechtfertigt werden kann, eine Frage auf die ich bisher keine Antwort gefunden habe.

Dr. Assady hat mit mir die Situation in der Dritten Welt analysiert und Besonderheiten herausgearbeitet. Seine persönlichen Verbindungen in islamische Länder und seine Kenntnisse der Verhältnisse vor Ort gingen in die Arbeit ein.

Hermann Vogel
Albers-Schönberg-Institut
AK St. Georg
Hamburg, im August 1998

1 Einleitung und Fragestellung

In der Frühzeit der Röntgendiagnostik war eines der Ziele, das Kind in utero sichtbar zu machen. So gelang es Albers-Schönberg im Jahre 1904, die erste röntgenologische Darstellung eines ungeborenen Kindes im achten Schwangerschaftsmonat anzufertigen. Er verwendete extrem weiche Röntgenstrahlen mit damals zur Verfügung stehenden Anlagen. Die Belichtungszeiten gingen bis in den Stundenbereich (FRÜHLING u. VOGEL, 1995). Bereits kurz nach der Entdeckung der Röntgenstrahlen wurden Schäden beobachtet, die zu Strahlenschutzüberlegungen führten. Heute gilt die Röntgenverordnung, die die Anwendung von Röntgenstrahlen während der Gravidität einschränkt. Dies wurde möglich, da andere Verfahren der bildgebenden Diagnostik die Röntgenstrahlen bei der Überwachung der Schwangeren und bei der Abklärung der Befunde mit Krankheitswert abgelöst haben.

Zu nennen sind Ultraschall und möglicherweise für die Zukunft die Kernspintomographie.

Die Verhältnisse in Deutschland, Zentraleuropa und in den Vereinigten Staaten von Amerika lassen sich nicht auf die Länder der Dritten Welt übertragen. Denn in diesen ist die Gefährdung der Mutter und des Kindes während der Schwangerschaft sehr groß, die Überwachung der Schwangeren ist eingeschränkt und die Störungen der Schwangerschaft recht häufig. Die Möglichkeit, sie zu erfassen und zu behandeln, ist beschränkt. Die Folge ist, daß die Röntgendiagnostik oft das einzige Verfahren ist, bei gestörter Schwangerschaft zu einer Diagnose zu kommen und die Erkrankungen zu behandeln. Deshalb ist verständlich, daß in vielen Ländern der Dritten Welt auf die Röntgendiagnostik bei der Klärung von Störungen der Schwangerschaft nicht verzichtet wird.

Die Röntgenverordnung schließt die Anwendung der Röntgenstrahlen während der Schwangerschaft nicht absolut aus, aber sie stellt hohe Anforderungen an die Indikation. In besonderen Fällen ist es zulässig, auch in Deutschland und in den anderen hoch industrialisierten Ländern die Röntgendiagnostik trotz bestehender Schwangerschaft einzusetzen.

In Ländern Afrikas und Asiens wird von der Frau erwartet, schwanger zu werden. Bleibt die Schwangerschaft aus, werden Diagnoseverfahren anders – meist großzügiger eingesetzt – als in Zentraleuropa. Das Ungeborene und das Neugeborene sind bedroht durch Infektions- und Mangelkrankheiten. Mißbildungen und Tumoren werden beobachtet. Röntgenbefunde, die sich von denen in Deutschland üblichen unterscheiden, sind zu erwarten. Das Dargestellte führt zu der Frage der eigenen Untersuchung:

Welche Röntgenbefunde werden bei Kind und Mutter in Ländern der Dritten Welt vor, während und nach der Geburt erhoben?

2 Methode und Krankengut

Gesucht wurde nach Röntgenbefunden, die

- während einer Schwangerschaft oder wegen eines Schwangerschaftwunsches bei der Frau und/oder an dem Kind erhoben worden waren,
- unter der Geburt erhoben wurden,
- nach der Geburt erhoben wurden, und deren Pathologie auf ein Geschehen vor oder unter der Geburt zurückzuführen war.

Das Material stammt aus Krankenhäusern außerhalb Europas und Nordamerikas, meist aus Ländern der Dritten Welt. Beschafft wurden die Bilder durch Anschreiben der Ärzte vor Ort. Dies waren Dr. D. Asady, gynäkologische Abteilung im Universitätskrankenhaus Babol im Iran; Dr. Nguyen Van Chap, Maibachkrankenhaus und Viet-Duc-Krankenhaus Hanoi in Vietnam; Prof. Barsiv, Hadassahkrankenhaus Jerusalem in Israel; Frau Prof. Nautasut, Universitätskrankenhaus Bangkok in Thailand; Dr. Llewno und Dr. Ndosi, Muhimbili Hospital Dar Es Salam in Tansania und Prof. Levy, Perirenatwahospital Harare in Zimbabwe.

Die ausgewerteten Sammlungen umfassen ca. 15.000 Bilder. Aus ihnen wurden etwa 1500 Bilder von Mitgliedern der eigenen Arbeitsgruppe bei der Durchsicht abfotografiert. Etwa 300 Aufnahmen, welche der eigenen Arbeit zu Grunde liegen, betreffen Röntgenbefunde, auf denen die Mutter und die Frucht dargestellt worden sind. Sie wurden ergänzt durch die zugesandten Bilder der angeschriebenen Ärzte und Institute. Erkennbar ist, daß sowohl durch die Auswahl der Sammlungen eine Selektion der Institute in der Dritten Welt stattgefunden hat, als auch, daß bei der Durchsicht des Materials in der Dritten Welt und in Hamburg erneut selektiert wurde. Die Auswahl in der Arbeit ist nicht mit der Absicht geschehen, Aussagen über Häufigkeit der Befunde mit Krankheitswert zu machen, sondern eine Übersicht über das Vorkommen der prä- und perinatalen Erkrankungen zu geben.

Um die Unterschiede zu den Verhältnissen in Mitteleuropa zu sehen, wurde in den Hamburger Krankenhäusern mit einer gynäkologischen Abteilung nach Röntgenbildern gefragt, auf denen eine schwangerschaftsbedingte Pathologie nachgewiesen worden war. Dieses waren die Röntgenabteilung der Frauenklinik im UKE, des AK St. Georgs (Finkenau), des Marienkrankenhauses und des AK Heidbergs. Die Nachfrage ergab, daß Röntgenbilder zur Abklärung von Prozessen mit Krankheitswert während der Schwangerschaft in den Hamburger Krankenhäusern nicht angefertigt worden waren.

In den Ländern, aus denen die Röntgenbefunde stammen, fanden sich in großer Zahl Hysterosalpingographien. Dies erklärt sich durch den Druck der Gesellschaft auf die Frau, schwanger zu werden. Auffälliges ist in die eigene Auswertung einbezogen. Die Bilder stammen aus Thailand, Zimbabwe, Südafrika, dem Tschad und Tansania.

In Ländern der Dritten Welt wurden auch die Amnio- und Fetographien recht häufig durchgeführt. Die Begründung war die hohe Inzidens der von dem Kind oder der Gravida ausgehenden Mißbildungen, die sich durch diese Untersuchungsmethoden erfassen lassen. Auffälliges ist ebenfalls in die eigene Auswertung einbehogen. Die Bilder stammen aus Israel, dem Iran, Thailand, Mexiko, Tansania, Vietnam, dem Tschad und Zimbabwe.

3 Ergebnisse

3.1 Pelvimetrie

Unter den 35 Röntgenaufnahmen aus Thailand, Zimbabwe, Israel, Tansania und dem Tschad, die zur Pelvimetrie im gebärfähigen Alter angefertigt worden waren, waren 9 Aufnahmen mit Normalbefund und 26 Aufnahmen mit einem oder mehreren pathologischen Befunden.

Die Aufnahmen mit Normalbefund zeigten keine Abweichungen von der in Europa geltenden Norm. 21 von 26 Aufnahmen zeigten verschiedengradige Vitamin-D-mangelbedingte Beckendeformierungen (Abb. 3.1.1 u. 3.1.2). Die übrigen 5 Aufnahmen zeigten eine traumabedingte Beckendeformierung (Abb. 3.10.1).

Das Verhältnis des kindlichen Schädels zum mütterlichen Becken ist nahezu der wichtigste Faktor für den normalen Geburtsablauf. Wenn der kindliche Schädel für das Becken zu groß ist, nützen die besten Beckenmaße nichts, und ein kleiner kindlicher Kopf ist für ein Becken mit Conjugata vera von 10 cm keine Gefahr (FOCHEM, 1980) (Abb. 3.1.3 u. 3.1.4).

Fußend auf in Europa durchgeführte Studien ergibt sich nach FOCHEM (1967) die Indikation zur Pelvimetrie aus der Anamnese und der klinischen Untersuchung. Für die Anamnese ist dabei erheblich:

- eine protrahierte Geburt,
- eine Totgeburt,
- ein geschädigtes Kind,
- eine Sectio caesarea,
- ein Trauma im Beckenbereich,
- Erkrankungen im Bereich des Iliosakralgelenkes oder der Symphyse.

Das eigene Material läßt erkennen, daß die von FOCHEM (1967) zusammengestellte Liste der Indikationen für die Dritte Welt zu ergänzen ist. Wegen des häufigen Vorkommens von Rachitis in der Dritten Welt ist eine zusätzliche Indikation,

- ein Vitamin-D-Mangel in der Anamnese und/ oder der Verdacht auf einen bestehenden Vitamin D-Mangel hinzuzufügen.

Abb. 3.1.1: Deformierungen im vorderen Beckenring der Mutter bei Osteomalazie, Osteopenie des kindlichen Schädels.
Der Beckeneingang ist durch die Deformierungen im vorderen Beckenring verengt. Multiple beidseitige strahlentransparente Linien in der Kortikalis (→). Beidseitig Looser'sche-Umbauzonen (Pseudofrakturen) (⇨). Der kindliche Schädel (➡) zeigt eine allgemeine Dichteminderung als Zeichen der Osteopenie.
Beckenübersicht bei fortgeschrittener Schwangerschaft. Schädellage. Israel.

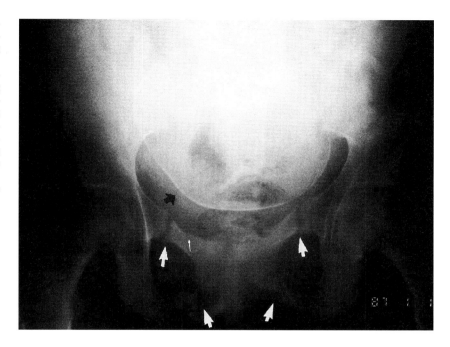

Abb. 3.1.2: Beckenverengung nach Vitamin D-Mangel in der Jugend, Beduinin.
Der Beckeneingang ist durch die sich nach innen beidseits vorwölbenden Schambeine verengt. Die Deformierungen an den vorderen Pfeilern sind durch mechanische Belastungen beim Erlernen des Laufens entstanden. FOCHEM (1967) bezeichnete diese Beckenform als „Kretinbecken".
Verdickungen der beiden vorderen Pfeiler nach Remineralisierung von Looser'scher Umbauzonen (▶). Beckenübersicht. Israel.

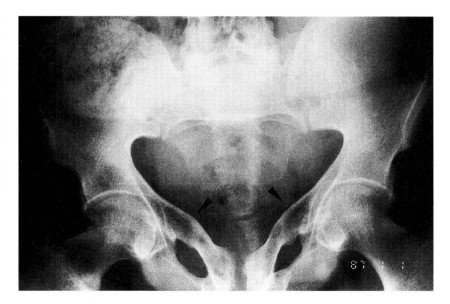

In der Dritten Welt kommen die angeführten Indikationen häufiger vor als in Europa. Gründe sind die fehlende Infrastruktur, inadäquate Hygiene und Einschränkung bei der medizinischen Versorgung (TURTON, STAMP u. STANLEY, 1977). Die durch Vitamin D-Mangel hervorgerufenen Beckendeformierungen können Folge allgemeiner Mangelernährung und Folge nicht erkannter Stoffwechsel-

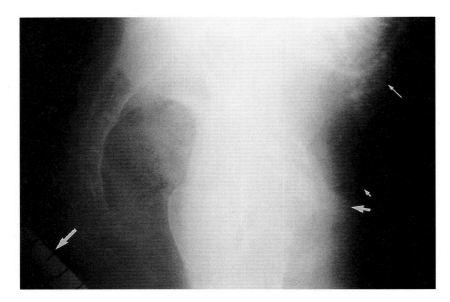

Abb. 3.1.3: Seitliche Beckenaufnahme bei Pelvimetrie zur Messung der Conjugata vera, Schädellage.
Schädelkonturen (→). Wirbelsäule (→). Symphyse (➡). Maßstab mit Bleimarkierungen (➡). Zimbabwe.

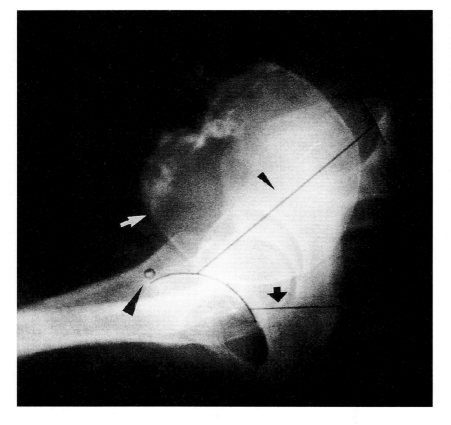

Abb. 3.1.4: Bestimmung der Conjugata vera auf der seitlichen Beckenaufnahme, Kopf im Becken.
Der Durchtritt des Kopfes ist nicht beeinträchtigt.
Schädelkonturen (⇨). Symphyse (►). Conjugata vera (►). Beckenausgang markiert (➡). Thailand.

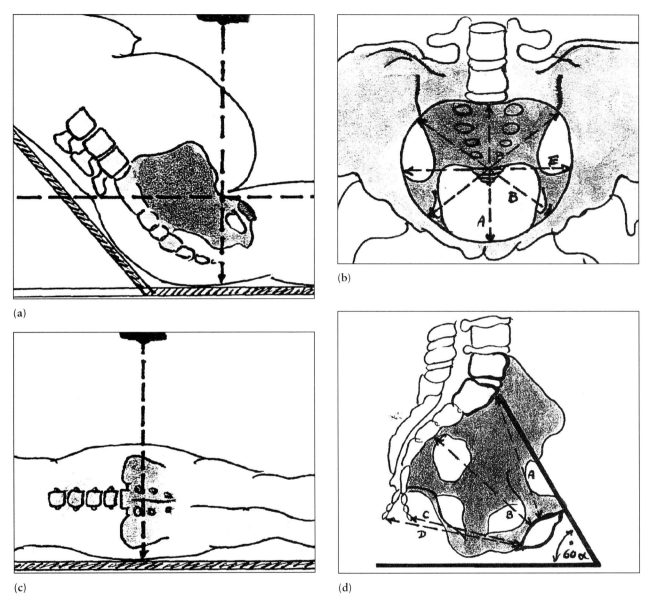

(a)

(b)

(c)

(d)

Abb. 3.1.5 a–d: Schematische Darstellung der wichtigsten Beckenmaße.
A: Conjugata vera, Normalmaß 11 cm
B: Schräger Beckeneingang, Normalmaß 12 cm
C u. D: Beckenausgang, je nach Stellung des Steißbeines, Normalmaß 9–11 cm
E: Querer Beckeneingang, Normalmaß 13 cm

störungen (GROEN, ECHCHAR, BEN-ISHAY, 1982) sein.

Die Beckendeformierungen durch Vitamin D-Mangel, deren Bedeutung für die Geburtshilfe groß ist (SCHMIDT-MATTHIESEN, 1989), sind in der Dritten Welt häufiger als die Verformungen durch Trauma oder abnorme Knochenbrüchigkeit (Osteopsathyrose).

In den islamischen Ländern, in denen Mädchen bereits in früher Jugend aus religiösen Gründen den ganzen Körper bedecken, haben Frauen schon vor dem gebärfähigen Alter einen Vitamin D-Mangel. Grund ist die gehemmte Bildung des Vitamin D in der Haut durch Abschirmung des Sonnenlichtes, sie führt zu den charakteristischen Beckendeformierungen (VOGEL, 1994) (Abb. 3.1.1 u. 3.1.2), und im Falle einer bestehenden Schwangerschaft führt sie zu Folgen eines Vitamin-D-Mangels für das Kind. Die Verformung des Beckens läßt den Schluß auf die Entstehungszeit zu.

Durch diese Verformungen ist der Beckeneingang verengt. Häufig ist die Verkürzung der Conjugata vera bei gleichgebliebenem oder bei verlängertem Querdurchmesser des Beckens. Diese Beckenform entsteht bei Vitamin-D-Mangel zwischen dem 1. und 5. Lebensjahr, wenn das Kind zu laufen beginnt.

Das häufige Vorkommen des verengten Geburtskanals erklärt die Verbreitung der Pelvimetrie in den Ländern außerhalb Europas und Nordamerikas.

Im eigenen Material fanden sich die im Schrifttum angegebenen Aufnahmen.

Beckenübersichtaufnahme (in Rückenlage)

Auf dieser Aufnahme können die Beckenformen, der Beckeneingang, der quere und der schräge Beckendurchmesser, die Breite des Kreuzbeines, die Iliosakralgelenke, die Form der Scham- und Sitzbeine beurteilt werden. Vor allem können aber auch Exostosen oder alte traumatische Veränderungen, Mißbildungen oder anatomische Variationen erkannt werden. Zur Messung des queren und schrägen Durchmessers genügt ein Maßstab mit bleimarkierten Zentimetereinteilungen, der seitlich in der gleichen Ebene wie der Beckeneingang zu fixieren ist (FOCHEM, 1980) (Abb. 3.1.5 a–d).

Seitliche Beckenaufnahme

Die Patientin liegt dabei rein seitlich mit gestreckten und exakt übereinanderliegenden Beinen, damit die Symphyse aus dem Becken frei projiziert wird. Mit dieser Aufnahme kann die Conjugata vera gemessen werden. Dabei ist es notwendig, den oben erwähnten Maßstab seitlich von der Patientin, wieder in gleicher Ebene wie die Conjugata vera, zu fixieren. Eine andere Möglichkeit wäre den Maßstab der Pa-

tientin vor die Vulva zu legen, was ebenfalls der Conjugata-vera-Ebene entspräche (FOCHEM, 1980).

Religion, Brauch und Sitte führen bei der Durchführung der Pelvimetrie zu Abweichungen von den in Europa und Nordamerika bekannten, vorgegebenen Aufnahmetechniken. In einem konservativen oder fundamentalistischen, islamischen Land darf bei der seitlichen Aufnahme der Maßstab *nicht von einem Mann (auch nicht von einem Arzt)* vor die Vulva plaziert werden. Da die Röntgenassistenten in diesen Ländern oft Männer sind, werden die seitlichen Aufnahmen mit einem von dem Patientenkörper fern plazierten Maßstab erstellt.

3.2 Größe und Reife der Frucht

Von den 65 Aufnahmen, die zur Bestimmung der Größe und Reife der Frucht in der zweiten Schwangerschaftshälfte bzw. des Säuglings in Tansania, Zimbabwe, Israel und im Tschad angefertigt worden waren, zeigten 13 Aufnahmen der Frucht einen unauffälligen Befund. Auf 52 prä- und postpartal angefertigten Aufnahmen waren Zeichen einer Verzögerung und Störung von der Fruchtgröße und -reife zu erkennen.

In den Ländern der Dritten Welt ist zu beachten, daß die Reife und Größe des Kindes durch Umweltfaktoren, deren Mechanismus im einzelnen nicht bekannt ist, beeinflußt wird. Sie modifizieren die Frucht und sind zu berücksichtigen. Auf das Alter und die Reife der Frucht wird mit den Ossifikationszeichen geschlossen, deren Ausbildung durch verschiedene Faktoren beeinflußt wird. Die Ossifikationszeichen können durch klimatische und genetische Ursachen verändert sein (FOCHEM, 1980) (Abb. 3.2.1).

Ferner spielt auch die Konstitution der Mutter eine große Rolle. Eine Erkrankung der Gravida, z.B. bei Hyperemesis gravidarum, Diabetes oder auch ein vorzeitiger Blasensprung, kann zu einer Verzögerung, aber auch zu einer Beschleunigung des kindlichen Reifungsprozesses führen (FOCHEM, 1980). Auch der Ernährungszustand der Gravida und die medizinische Versorgung von Erkrankungen wäh-

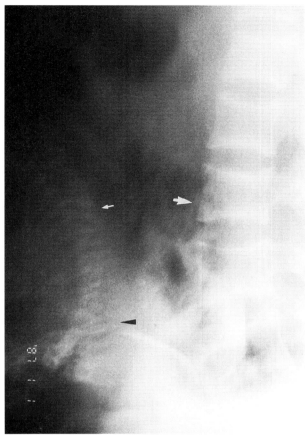

Abb. 3.2.1: Osteomalazie und Proteindefizit einer schwangeren Beduinin aus der Negevwüste.
Transparente Wirbelsäule des Kindes (→). Vermehrte Strahlentransparenz der Wirbelsäule der Mutter (⇨). Die Knochenkonturen des Kindes sind unscharf abgrenzbar (▶). Schräger Strahlengang. Israel.

Bei der Größenbestimmung muß die Projektion berücksichtigt werden, da das Kind häufig nicht plattenparallel liegt. Zur Größenbestimmung des Kindes ist es üblich, die gemessene Größe mit dem Faktor 0,85 zu multiplizieren.

Weitere Bestimmungsmethoden sind:

• Bestimmung der Sitzhöhe nach ZUPPINGER:
Abstand zwischen Scheitel und letztem Steißbeinwirbel oder proximalem Femurende (Abb. 3.2.4).
• Bestimmung der tatsächlichen Größe des Kindes nach WEGRAD:
Der Abstand vom 1. HWK bis zum 5. LWK mal 2,29 (Abb. 3.2.4).
• Bestimmung der tatsächlichen Größe des Kindes nach ZSEBÖK:
Länge der Lendenwirbelsäule mal 11.

Wichtige Ossifikationspunkte zur Altersbestimmung sind:

• Verknöcherung der Rippen am Ende des 3. Lunarmonats,
• Verknöcherung der Wirbelkörper am Ende des 4. Lunarmonats,
• Verknöcherung der Phalangen im 5. Lunarmonat,
• Verknöcherung des Talus und Calcaneus im 7. Lunarmonat.

Diese Tabellen und Bestimmungen wurden von den Ärzten in den Ländern der Dritten Welt mit dem Erwerb der Röntgengeräte übernommen und angewendet. In der Praxis mußte festgestellt werden, daß die dortige Situation, Pathologie und medizinische Versorgung anders sind als die in den industrialisierten Ländern.

Die Armut und die konsekutive Mangelernährung (HADDAD u. CHYNA, 1971; CHAUDHURI, 1976), die hohe Inzidens der sich im Skelett manifestierenden Infektionen und Umweltfaktoren (MILLER u. CHUTKAN, 1976) lassen eine uneingeschränkte Anwendung der für die industrialisierten Länder geltenden Bestimmungen und Kriterien nicht zu.

Die Radiologen in den Ländern der Dritten Welt müssen die Aufnahmen zur Bestimmung der Größe und Reife anhand eigener Erfahrungen interpretie-

rend der Gravidität wirken sich aus (Abb. 3.2.2 a–d).

In den 40er und 50er Jahren wurden Kriterien hinsichtlich der Größen- und Reifebestimmung der Frucht anhand zahlreicher umfangreicher Studien in den europäischen und nordamerikanischen Ländern bestimmt.

Im allgemeinen setzt die Ossifikation beim weiblichen Kind etwas früher ein als beim männlichen. Die Ossifikation des Femurkernes und des proximalen Tibiakernes im neunten Lunarmonat gelten als verläßliche Merkmale der Reife (FOCHEM, 1980) (Abb. 3.2.1).

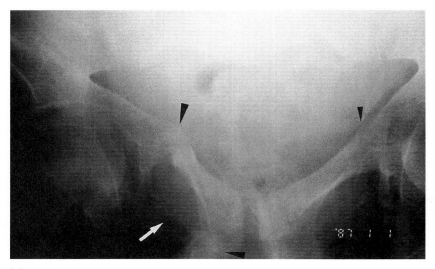

(a)

Abb. 3.2.2 a: Osteomalaziezeichen am Becken einer Beduinin und allgemeine Osteopenie des kindlichen Schädels.
Gravidabecken mit Kindskopf in Schädellage. Rechtsbetonte osteomalaziebedingte Deformierungen des Beckens mit generalisierter Osteopenie.
Multiple beidseitige strahlentransparente Linien in der Kortikalis als Infraktionszeichen (►). Looser'scher Umbauzonen mit Kallusbildungen des vorderen Pfeilers (►). Die Schädelbegrenzung ist nur angedeutet (⇨). Der Kopf ist hochgradig kalkarm, er hat ein verwaschenes Knochenmuster und ist als weichteildichte rundliche Struktur im kleinen Becken zu erkennen. Beckenübersicht. Israel.

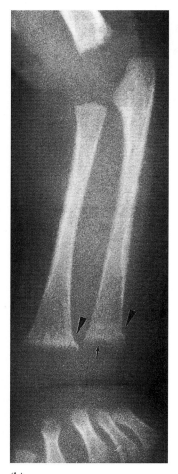

(b)

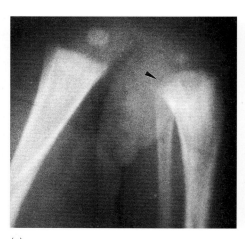

(c)

Abb. 3.2.2 b–d: Zeichen der manifesten Rachitis, allgemeine Osteopenie
Unterschenkel und Unterarm desselben Kindes post partum. Die abgebildeten Knochenanteile zeigen eine generalisierte metaphysennahe Osteopenie und Zeichen einer manifesten Rachitis.
Metaphyse (►). Epiphyse (→). Verbreiterung des Metaphysen-Epiphysen-Abstandes (Wachstumsfuge oder Aktivzone (➡). Becherform der Metaphyse (Trümmerzone) (→). Kleine Pseudofrakturen (►).
Säugling-Extremitätenaufnahme. Israel.

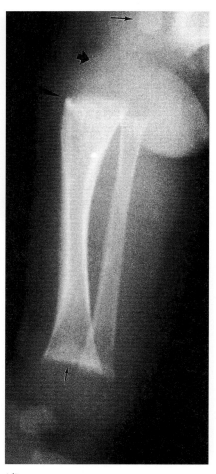

(d)

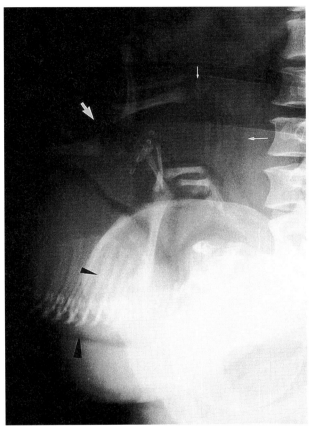

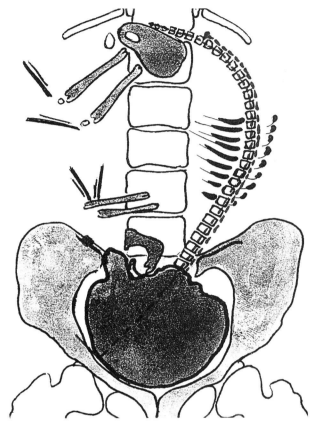

Abb. 3.2.3: Normale Gravidität, die kindlichen Teile sind altersentsprechend entwickelt und dargestellt, 26–30 SSW.
Verknöcherte Rippen (▶). Verknöcherter Wirbelkörper (▶).
Verknöcherte Phalangen (→). Verknöcherung des Talus und
Calcaneus (→). Der Femurkern und der proximale Tibiakern
beginnen sich abzugrenzen (⇨). Schrägaufnahme. Israel.

Abb. 3.2.4: Schema der Sitzhöhenmessung, Bestimmung der Größe und Reife des Fetus.
gestrichelte Linie links = Sitzhöhe nach ZUPPINGER: Abstand
zwischen Scheitel und letztem Steißbeinwirbel oder proximalem Femurende.
gestrichelte Linie rechts = Tatsächliche Größe des Kindes nach
WEGRAD: Der Abstand vom 1. HWK bis zum 5. LWK mal
2,29.

ren. Eine Publikation wird nicht als notwendig angesehen. Die Erstellung systematischer, für die Länder der Dritten Welt geeigneter Tabellen ist vor Ort aus finanziellen und ethischen Gründen nicht möglich.

3.3 Lagebestimmung der Frucht

In den Ländern der Dritten Welt wird die Lage der Frucht zunächst klinisch bestimmt; bedrohliche Situationen werden durch Röntgenaufnahmen geklärt.

Besonderheiten werden im folgenden anhand der Aufnahmen, die primär zur Klärung anderer Krankheiten angefertigt worden waren, aufgezeigt. Sie stammen aus Thailand, Vietnam, Zimbabwe, Tansania, Südafrika, Mexiko, Israel, dem Tschad, und dem Iran.

Die Auswertung des eigenen Materials spricht für die Annahme, daß die pathologischen Lagen (Becken-, Quer- und Gesichtslage) häufiger sind als der für die europäischen und nordamerikanischen Länder angegebene Prozentsatz von 4 % (SCHMIDT-MATTHIESEN, 1989). Einer der Gründe für die erhöhte Inzidens der Lageanomalien in den Ländern der Dritten Welt ist das häufigere Vorkommen eines Hydramnions als Folge eines unerkannten bzw. unbehandelten Diabetes mellitus (SCHMIDT-MATTHIESEN, 1989); bei einem Hydramnion wird der Fruchtsack geräumig.

Die Kindslage wird nach der Lage der Kindeslängsachse in Bezug auf die Achse der mütterlichen Wirbelsäule angegeben; hierbei werden Schädel-, Becken- und Querlage unterschieden (Abb. 3.3.2, 3.6.10 a, 3.9.2). Bei Schädellage kommen sowohl Stirn-, als auch Gesichtslage vor (Abb. 3.3.3). Neben der Lage des Kindes ist auch auf die Haltung, also das Lageverhältnis der einzelnen kindlichen Teile zueinander zu achten (FOCHEM, 1980).

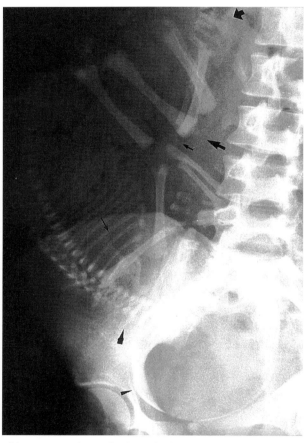

Abb. 3.3.1: Reife Frucht, bei Schädellage mit Dorsoflexion des Kopfes.
Kontur des Os occipitale (►). Ossifizierte Phalangen (→). Ossifizierte Rippen (—→). Ossifizierte Wirbelkörper (►). Ossifizierung des distalen Femurkernes (→). Ossifizierung des proximalen Tibiakernes (→). LAO Aufnahme. Israel.

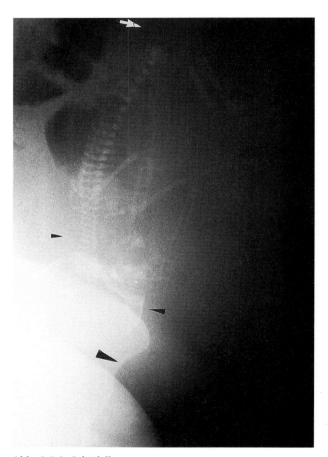

Abb. 3.3.2: Schädellage.
Schädel des Kindes (►). Wirbelsäule (►). Becken (⇨). Crista iliaca superior der Gravida (►). Frontaler Strahlengang. Israel.

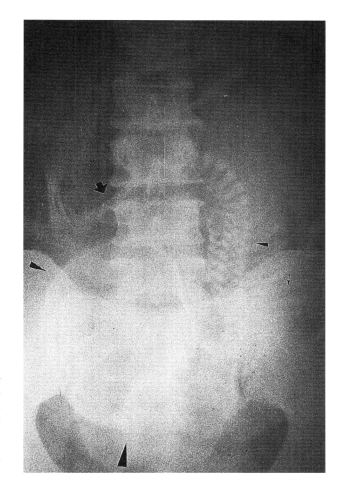

Abb. 3.3.3: Gesichtslage und Hydramnion.
Der Kopf ist gegen die Wirbelsäule abgewinkelt. Das Gesicht weist nach unten. Das Cavum uteri ist so geräumig, daß die unteren Extremitäten gespreizt sind. Durch die Flüssigkeit im Cavum uteri ist der Leib aufgetrieben, was an der Transparenzminderung erkennbar ist.
Gesichtsschädel (►). Os parietale und Os occipitale (►). Wirbelsäule (►). Untere Extremitäten (➔). Kindliche Rippen (→). Sagittaler Strahlengang. Israel.

3.4 Die extrauterine Gravidität (EUG)

Von den 11 ausgewählten, sowohl vor Ort, als auch bei der Durchsicht als EUG ausgewerteten Aufnahmen, zeigten 6 Aufnahmen eine EUG bei noch lebender Frucht, während auf 5 Aufnahmen kein Hinweis auf das Leben der Frucht zu sehen war. Auf einer Aufnahme der letzteren war eine EUG in Form eines Lithopedion (Abb. 3.4.1) zu beobachten. Die Aufnahmen stammten aus Thailand, Zimbabwe, Tansania und dem Tschad.

Bei einem ungestörten Verlauf wird das Ei in einer der beiden Tuben befruchtet und es ist vor Erreichen des Cavum uteri implantationsreif. Als extrauterin wird eine Schwangerschaft bezeichnet,

wenn sich das befruchtete Ei außerhalb der Gebärmutter eingenistet hat (SCHMIDT-MATTHIESEN, 1989).

Eine EUG tritt auf bei:

- Behinderung der Eiaufnahme durch den Fimbrientrichter,
- Verzögerung der Eiwanderung ins Tubenlumen,
- Verlängerung des Weges.

In den Ländern der Dritten Welt sind periampulläre Verwachsungen nach früheren Entzündungen, z.B. Tbc (Abb. 3.10.9), Verklebungen oder Kompressionen des Eileiters nach früherer Salpingitis oder Endometritis (Abb. 3.10.10), Tumoren (Abb. 3.10.4) und Abweichungen der Anatomie von Eileiter und/oder Uterus (Abb. 3.10.1 u. 3.10.2) häufig; ihre hohe Inzidens erklärt das häufige Vorkommen der EUG in diesen Ländern.

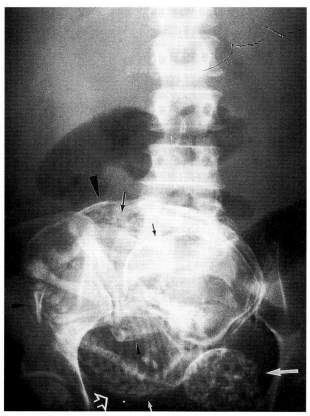

Abb. 3.4.1: Lithopedion (Steinkind), extrauteriner Fruchttod, zusammengesunkenes abgestorbenes Kind.
Die Frucht ist von einer Kalkschale eingehüllt, die kaudal fehlt und der Fruchtblase entspricht. Weichteile der Frucht zeigen fleckige Verkalkungen. Knochen der Frucht sind dichter als die der Mutter. Der Kopf liegt vor dem Rumpf. Das Kinn projiziert sich auf die Rippen. Die Frucht liegt rechts extramedian. Links in Projektion auf das Kleinbecken neben der Frucht handelt es sich bei der wabig verkalkten Struktur wahrscheinlich um die verkalkte Plazenta. Weniger wahrscheinlich ist die Deutung dieser Struktur als verkalktes Myom als Ursache der EUG.
Das Röntgenbild spricht für ein Steinkind (Lithopedion) als Folge des Fruchttodes bei EUG. Hier ist eine *primäre oder sekundäre Bauchhöhlenschwangerschaft* möglich. Für diese Annahme spricht die von der Frucht und von der Fruchtblase (Kalkschale) getrennte Plazenta. Eine „missed abortion" als Ursache des Steinkindes ist nicht wahrscheinlich.
Kalkschale (►). Fehlender Schatten der Fruchtblase (⇒). Weichteilverkalkungen (→). Schädelkonturen (→). Unterkiefer (►). Wirbelsäule (→). Becken des Kindes (►). Wabig verkalkte Plazenta (⇨). Beckenübersicht. Tansania.

Die EUG ist in der Dritten Welt für die Frau besonders bedrohlich, da eine rasche Klärung des Krankheitsbildes oft nicht möglich ist und *eine schnelle, zweckmäßige und ärztliche Behandlung* eher die Ausnahme darstellt. Ursächlich sind die Beschränkungen der medizinischen Infrastruktur und die Kosten bei der Inanspruchnahme ärztlicher Leistungen. Von dem großen Teil der Bevölkerung ist oft nicht einmal eine einfache Röntgenaufnahme bezahlbar, noch seltener bestehen Rückgriffsmöglichkeiten auf die Sonographie.

In europäischen und nordamerikanischen Ländern hat EUG eine Häufigkeit von etwa 1 %, sie kann ein akutes und lebensbedrohliches Ereignis sein, das zu *schnellem ärztlichem Handeln* zwingt. Bei tödlichem Verlauf war die EUG zu 25 % als gastrointestinale Erkrankung und zu 30 % als intrauterine Gravidität oder aszendierender Infekt fehlgedeutet worden (SCHMIDT-MATTHIESEN, 1989).

Die Angaben zur Röntgendiagnostik der EUG stammen aus älteren Veröffentlichungen: Als Lithopedion (Steinkind) wird der Zustand einer nach Fruchttod verkalkten Frucht bezeichnet. Die Verkalkungen sind in den Weichteilen als Kalkanlagerungen und im Skelett als vermehrte Transparenzminderung zu sehen. Oft sind die mütterlichen fruchtnahen Weichteile ebenfalls kalkdicht (Abb. 3.4.1). Der Werdegang eines Lithopedion ist unabhängig von der Ursache des Fruchttodes; es kann nach einer *missed abortion*, oder nach dem Fruchttod bei einer *primären oder sekundären Bauchhöhlenschwangerschaft* stattfinden.

Ein sehr seltenes Ereignis ist die *Uterusruptur intra partum*, deren Symptomatik von MYLKS et al. (1947) beschrieben wurde: Lageänderung während der Gravidität, das Fehlen des Uterusschattens und das Vorhandensein eines Seropneumoperitoneums.

Auf einer Abdomenübersicht im sagittalen Strahlengang weisen die fehlenden Uteruswandschatten und die extramediane Kindslage auf eine EUG hin, während auf der seitlichen Aufnahme die Kindslage meist entweder weit an die Bauchwand anliegend ventral, oder weit dorsal ist (FOCHEM, 1980) (Abb. 3.4.2 a–b).

Abb. 3.4.2 a–b: Extrauterine Schwangerschaft bei lebendem Kind.
Auf der Aufnahme im sagittalen Strahlengang zeigt das Kind eine linksseitige, hohe *extramediane Lage,* und auf der Aufnahme im frontalen Strahlengang ist eine *ventrale Lage* des Kindes zu sehen. Das Röntgenbild spricht für eine Uterusruptur intra partum, deren Nachweis das Vorhandensein des Seropneumoperitoneums benötigt; der Nachweis könnte mit der Übersichtsaufnahme im Stehen geführt werden (MYLKS et al., 1947), falls der Zustand der Mutter das zuläßt.
Fehlender Uteruswandschatten. Schädel (►). Halswirbelsäule (►). Obere Extremitäten (⟶). Untere Extremitäten (→). Abdomenübersicht, **a)** sagittaler Strahlengang, **b)** frontaler Strahlengang. Tansania.

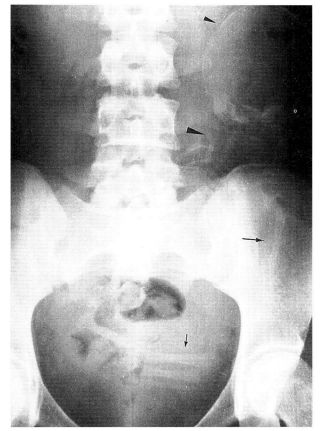

(a)

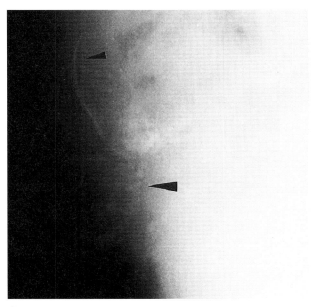

(b)

3.5 Intrauteriner Fruchttod

Unter den 43 vor Ort und von Mitgliedern der eigenen Arbeitsgruppe als intrauteriner Fruchttod befundeten Aufnahmen wiesen 20 Aufnahmen eine hochgradige Mißbildung der Frucht (Abb. 3.5.1) nach. 9 Aufnahmen zeigten Zeichen einer fortgeschrittenen Rh.-Inkompatibilität. Auf 13 Aufnahmen waren als Ursachen hämorrhagische Diathese, Infektionen, unerkannte und/oder unbehandelte Stoffwechselstörungen, Plazentainsuffizienz oder vererbbare Mißbildungen erkennbar. Die Ursache des letzten Falls war ein durch Krieg bedingtes Trauma bzw. ein Durchschuß (Abb. 3.5.2). Das eigene Material stammt aus Zimbabwe, Tansania, Thailand, Vietnam, Israel und dem Tschad.

In der Dritten Welt zeigt der intrauterine Fruchttod im Vergleich zu Europa und Nordamerika eine sehr große Häufigkeit. Es mangelt dort an Beratungs- und Vorsorgeeinrichtungen (GWATKIN, 1980), so daß viele durch hämorrhagische Diathese, Plazentainsuffizienz, Rh.-Inkompatibilität (Abb. 3.7.4), Diabetes mellitus, Infekte (Abb. 3.6.4, 3.6.5 u. 3.6.6 a–c) (CHEN et al., 1980; DAVIS, 1982), intrauterine Blutungen, schwerst vererbbare und nicht vererbbare Mißbildungen (Abb. 3.6.2, 3.6.7 u. 3.6.8) verursachte intrauterine Fruchttodfälle nicht verhindert werden können.

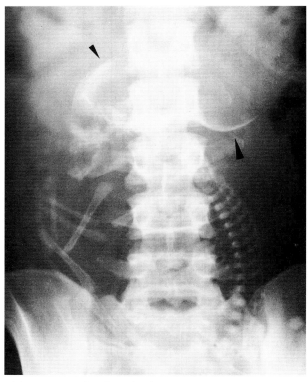

Abb. 3.5.1: Kindstod, Beckenlage.
Die Knochen der Kalotte klaffen. Die Schädelrundung ist abgeflacht und verbreitert. Die Hinterhauptschuppe bildet einen spitzen Winkel mit der Halswirbelsäule.
Os occipitale (▶). Os temporale und Os parietale (▶). Sagittaler Strahlengang. Zimbabwe.

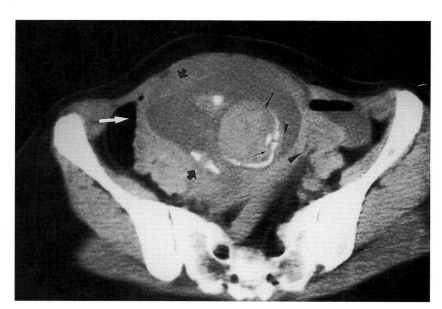

Abb. 3.5.2: Tod des Kindes und der Mutter nach Bauchschuß mit Verletzung der Frucht. CT, Stunden nach dem Ereignis.
Die Kalotte des Kindes ist zertrümmert (→). Hyperdensität des Fruchtwassers als Zeichen der Blutbeimengungen (▶). Herausgetretenes Fruchtwasser aus dem Fruchtsack mit blutisodensen Anteilen (▶). Das Cerebrum des Kindes ist inhomogen mit hyperdensen Anteilen als Zeichen der intracerebralen Blutung (→). Knochenteile des Kindes (➜). Uterus. (⇨).
Die Aufnahme stammt aus einer Studie, deren Ziel war, die Möglichkeiten der CT-Diagnostik, gemessen an der gerichtsmedizinischen Autopsie bei Unfall und Gewaltopfern zu bestimmen. Sie wurde an der Hadassah Universität in Jerusalem durchgeführt. CT-Ausschnitt des Beckens. Israel.

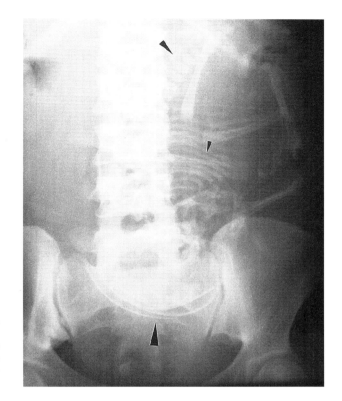

Abb. 3.5.3: Spalding-Zeichen bei intrauterinem Fruchttod, Schädellage.
Überlappung der Kalottenknochen, Spalding-Zeichen im Bereich der Pfeilnaht und der großen Fontanelle (▶). Wirbelsäule des Kindes (▶). Rippen des Kindes (▶). Abdomenübersicht. Zimbabwe.

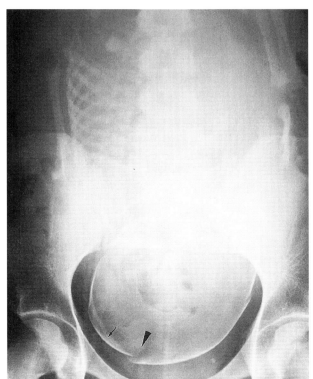

Abb. 3.5.4: Spalding-Zeichen bei intrauterinem Fruchttod, Schädellage.
Dachziegelartige Überlappung der Schädelkonturen (Spalding-Zeichen) (▶). Schädelkonturen des Kindes (→). Zielaufnahme bei der Durchleuchtung. Zimbabwe.

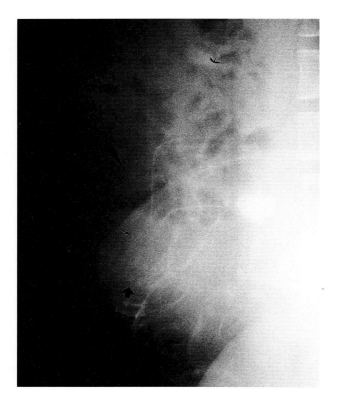

Abb. 3.5.5: Intrahepatische Gasbildung im Kind bei intrauterinem Fruchttod, Schädellage.
Zum Teil längliche Aufhellungen in Fleckform in der Leber des Kindes als Zeichen der intrahepatischen Gasbildung (►). Schädelknochenkonturen (►). Wirbelsäule des Kindes (➡). Rippen des Kindes (→). Abdomenübersicht, frontaler Strahlengang. Israel.

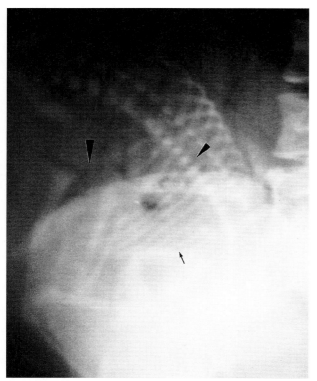

Abb. 3.5.6: Intrahepatische Gasbildung im Kind bei intrauterinem Fruchttod, Schädellage.
Zum Teil bandförmig, aufgezweigte Aufhellungen in der Leber des Kindes als Zeichen der intrahepatischen Gasbildung (►). Wirbelsäule des Kindes (►). Rippen des Kindes (→). Abdomenübersicht, frontaler Strahlengang. Israel.

Die lang anhaltenden Epidemien, Hungersnot, Notlage der medizinischen Versorgung (CHEN, 1978), die u.a. durch die langjährigen Bürgerkriege (Abb. 3.5.2), Armut und schwerwiegende Naturkatastrophen verursacht sind, haben ebenfalls einen großen Einfluß auf die hohe Inzidenz des Fruchttodes. Hinzu kommen die unvorstellbar schweren Arbeitsbedingungen, denen die Gravida ausgesetzt ist.

Intrauteriner Fruchttod ist röntgenologisch an mehreren Symptomen feststellbar:

- gibbusartige Krümmung der Wirbelsäule,
- intrafetale Gasbildungen,
- „spalding symptom"; dachziegelartige Überlappung der Schädeldachknochen (Abb. 3.5.3 u. 3.5.4),
- „missed abortion"; es besteht eine auffallende Diskrepanz zwischen Fruchtgröße und Schwangerschaftsalter; die Frucht liegt dabei zusammengesunken im kleinen Becken, deren Ossifikation dem Graviditätsalter entspricht,
- bei Unsicherheit soll sich das in dem Fruchtsack injizierte Kontrastmittel im fetalen Gastrointestinaltrakt darstellen; denn der Fetus schluckt normalerweise permanent das Fruchtwasser (Abb. 3.7.3 u. 3.7.4),
- das sogenannte „halosign", den Heiligschein; nach dem Tod der Frucht kann sich die subkutane Gewebsschicht von den Knochen lösen und es trifft eine dem Heiligschein ähnliche hofartige Zone auf,
- seltener ist die intravasale Gasbildung, z.B. intrahepatisch, intrafetal (FOCHEM, 1980) (Abb. 3.5.5 u. 3.5.6).

3.6 Erkrankungen während der Gravidität

Unter 174 Aufnahmen der Frucht und des Säuglings mit einem oder mehreren pathologischen Befunden zeigten 34 Aufnahmen Mißbildungen der Frucht, und 96 Aufnahmen Zeichen einer transplazentären Infektion, deren Ursache wahrscheinlich bei der Mutter lag. Auf 44 Aufnahmen konnte kein Zusammenhang zwischen der Mißbildung von Frucht und der Mutter festgestellt werden. Das eigene Material stammt aus Vietnam, Thailand, Mexiko, Israel, Zimbabwe, Tansania, Südafrika, dem Tschad und dem Iran.

3.6.1 Von der Gravida ausgehende Krankheiten

Einige Krankheiten der Gravida, die in direkter oder indirekter Beziehung zur Gravidität stehen, sind röntgenologisch dar- und somit feststellbar. Zu ihnen gehören die Rachitis als Beispiel für Hypovitaminosen und Stoffwechselstörungen, Blasenmole und Chorioncarcinom. Infektionen bei Mutter und Kind führen im Einzelfall zu Veränderungen, die pränatal entstehen und erfaßt werden können, wie z.B. Mikrozephalie und intrazerebrale Verkalkungen.

Vitaminmangelkrankheiten

Vitaminmangelkrankheiten und/oder Stoffwechselstörungen der Mutter führen zu Wachstumstörungen, die unter anderem ossäre Manifestationen zeigen können. Dazu lassen sich Vitamin D- und Vitamin C-Mangelkrankheiten (Abb. 3.3.1 u. 3.3.2 a–d) und Krankheiten aufgrund einer Insuffizienz der Wachstumshormone zählen.

Blasenmole und Chorioncarcinome

Blasenmole und Chorioncarcinome auch als „Maligant Trophoblastic Disease" (= MTD) bezeichnet (Abb. 3.6.1 u. 3.6.2), sind auf den Philippinen, in Malaysia, Hongkong, Singapur, Neuguinea, Westafrika und der Karibik häufiger als in Europa und Nordamerika (VOGEL, 1994). Die Inzidenz in Nordamerika beträgt 1 : 2500, in Singapur 1 : 823 (ANG et al., 1975) und in Kuala Lumpur 1 : 302 (THEO et al., 1971), so daß sie in verschiedenen Gebieten der Dritten Welt ein ernstzunehmendes Problem ist (FOCHEM, 1980).

Für die Diagnose von Blasenmole und Chorioncarcinom ist einerseits das erhebliche Wachstum des Uterus bei andererseits fehlender radiologischer Darstellbarkeit der Anlagen des Fetus entscheidend (Abb. 3.6.2). Bei Unsicherheit fällt die Entscheidung in Ländern der Dritten Welt für die Amniographie ungewöhnlich schnell. Bei unklarem Ergebnis der Amniographie wird eine direkte Injektion

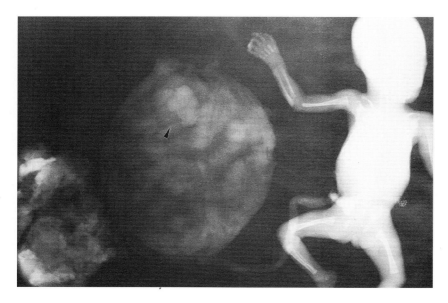

Abb. 3.6.1: Babygramm und Mole-Darstellung nach Totgeburt.
Die Diagnose war bereits prae partum erstellt.
Z.T. konfluierende kleinflächige nahezu rundliche transparenzgeminderte Fleck-schatten über Plazenta (Myome) mit punktuellen kalkäquivalenten Anteilen (►). Aufgehellte Areale. In Projektion auf die Plazenta erscheinen die Bläs-chen der Mole in Form aufgehellter Areale. Das Kind war tot. Thailand.

des Kontrastmittels in die uterine Masse durchge-führt, um die Räume zwischen den Zotten sichtbar zu machen. Typisch sind zahlreiche Füllungsde-fekte, welche durch Blasen verursacht sind (Abb. 3.6.2 u. 3.8.1).

Die Räume zwischen den Villi werden durch Ute-rus- und Ovarvenen drainiert (Abb. 3.10.9), die ebenfalls sichtbar sein können. Diese Untersu-chungsform eignet sich nicht zur Differenzierung der Blasenmole von einem Chorioncarcinom oder dem Nachweis von invasivem Wachstum.

Auch pränatale Verletzungen des Kindes, z.B. durch gewaltsame Abtreibungsmethoden, Suizidversuche (Abb. 3.6.3), Projektiele oder Stiche (Traumata) können röntgenologisch erfaßt werden (Abb. 3.5.1).

Infektionen

Der menschliche Embryo ist gegen äußere Schädi-gungen durch den Uterus, die Eihäute und das Fruchtwasser gut geschützt. Gegen schädliche Stof-fe innerhalb des mütterlichen Organismus schirmt ihn die Plazenta ab, sie ist für viele Schadstoffe eine undurchdringbare Schranke. Einige Schadstoffe wie die Umwelttoxine und Mikroorganismen, die kon-genitale Mißbildungen verursachen können, durch-dringen die Plazenta. Zur hohen Inzidens der ange-

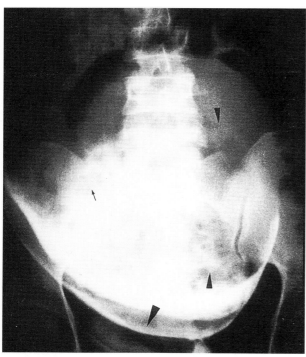

Abb. 3.6.2: Molargravidität, fehlende Kindsteile.
Einzelne Teile der Frucht sind ohne eine bestimmte Form im Kleinbecken der Mutter zu sehen. Der Fruchtsack hebt sich durch das injizierte KM ab.
Fruchtsackabgrenzung (►). Traubenartige KM-Aussparun-gen als Hinweis für hydatiforme Bläschen (→). Einzelne kind-liche Knochenteile (►). Zielaufnahme während Durchleuch-tung bei Amniographie unter direkter KM-Einspritzung in die Plazenta. Thailand.

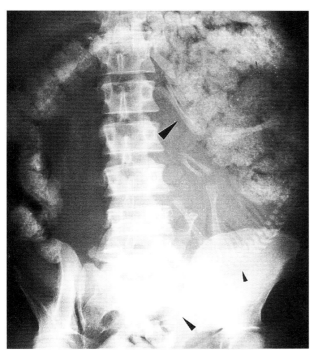

Abb. 3.6.3: Die Gravida hat mit suizidaler Absicht Sand gegessen.
Kindskopf (►). Wirbelsäule des Kindes (►). Der Sand ist als eine inhomogene Verdichtung in Magen, Dünn- und Dickdarm der Gravida zu erkennen (►). Zimbabwe.

borenen Mißbildungen in der Dritten Welt tragen außerdem pränatale Infektionen bei.

Die Art der Mißbildungen hängt vom embryonalen Entwicklungsstadium ab, in dem die Infektion stattfindet (LANGMAN, 1985).

In der Dritten Welt sind congenitale Syphilis, Toxoplasmose, Röteln, Zytomegalie und Herpes sehr häufig. In den letzten Jahren wird Aids und seine Übertragung von der Mutter diskutiert. Bei diesen Erkrankungen bietet die Röntgenaufnahme, gegebenenfalls ergänzt durch andere Schnittbildverfahren, einen Ansatz für einen frühen Nachweis.

Die Abkürzung **ToRCH** ist in Afrika und Lateinamerika üblich. Sie bezeichnet eine Erkrankung des Neugeborenen durch Toxoplasmose, Rubeola (Röteln), Cytomegalie (Zytomegalie) oder Herpes. Das Kind infiziert sich präpartal; eine peripartale Infektion des Kindes ist z.B. bei Herpes auch möglich. Im

Falle einer Infektion sind die Behandlungsmöglichkeiten der erkrankten Gravida bzw. der Kinder in der Dritten Welt sehr beschränkt.

Toxoplasmose ist eine Infektion, die weltweit auftritt (KAYSER et al., 1986). Bei pränataler Infektion kann das Kind an einer Meningo- Enzephalo- Myelitis, es kann homogene und herdförmige intrakranielle Verkalkung aufweisen (Abb. 3.6.4), und/oder es kann eine Chorioretinitis haben (SCHMIDT-MATTHIESEN, 1989).

Röteln treten ebenfalls weltweit auf. Ca. 85 % der Erwachsenen besitzen den Antikörper, was für eine abgelaufene Infektion spricht (NIESSEN, 1989). Die Organmanifestation ist durch Augendefekte, Innenohrschäden, Mikrozephalie, Herzmißbildung und Hepato- und Splenomegalie gekennzeichnet (SCHMIDT-MATTHIESEN, 1989). Der Grad der fetalen Mißbildungen hängt von dem embryonalen Entwicklungsstadium ab, in dem die Infektion beginnt.

Da die **Zytomegalie** meist symptomlos verläuft, wird das Krankheitsbild bei den Schwangeren oft nicht diagnostiziert. Eine Infektion des Embryos oder der Frucht führt häufig zum Fruchttod. Bei dem Überlebenden können fetale Mißbildungen wie Mikrozephalus, meist periventrikuläre zerebrale Verkalkungen (Abb. 3.6.5), Chorioretinitis und Hepato- und Splenomegalie hervorgerufen werden (LANGMAN, 1985; EISENBERG, 1988; NIESSEN, 1989; SCHMIDT-MATTHIESEN, 1989).

Die **Herpes**-Simplex-Infektion ist mit einem Durchseuchungsgrad von ca. 85 % bei Erwachsenen häufig; Herpes ist eine prä- und perinatal übertragbare Infektion (NIESSEN, 1989). Die Frucht wird meist in der späteren Schwangerschaft oder peripartal infiziert. Die Infektion ist Ursache von Mikrozephalie, Hepato- und Splenomegalie und Schwachsinn.

Der Befall des Zentralnervensystems und die Ausbildung von Mikrozephalie sind die gemeinsamen Symptome der ToRCH.

Syphilis congenita ist eine generalisierte Erkrankung des Kindes; an sie ist zu denken, da nur 10 bis 20 % der mit einer Lues infizierten Mütter bei der Geburt als krank erkennbar sind (SCHMIDT-MATTHIESEN, 1989).

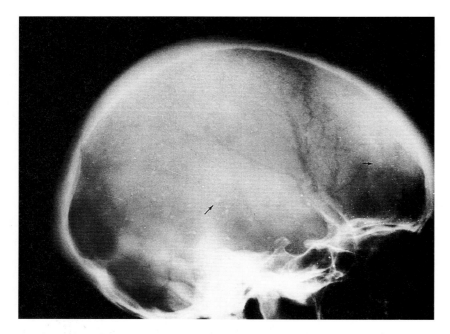

Abb. 3.6.4: Toxoplasmose.
Kleine fleckförmige disseminierte Verkalkungen als Zeichen intrazerebraler Verkalkungen (→). Seitliche Schädelaufnahme eines Kleinkindes. Mexiko.

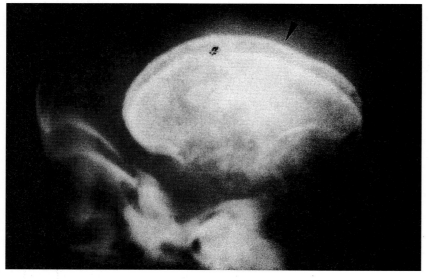

Abb. 3.6.5: Zytomegalie (Cytomegalia).
Ausgedehnte Verkalkungen der Wand des Ventrikelsystems folgend als Zeichen periventrikulärer Verkalkungen (▶). Das Ventrikelsystem ist vergrößert; eine Liquorzirkulationsstörung ist möglich. Bei einem ähnlichen Ausprägungsgrad sind die intrakraniellen Verkalkungen auch präpartal erkennbar. Seitliche Schädelaufnahme eines Säuglings. Mexiko.

Sofern die Feten nicht in utero an einer Spirochätensepsis sterben und lebend geboren werden, können Hauterscheinungen, Hepato- und Splenomegalie, serös eiteriger Schnupfen, diffuse Lungen- und Leberfibrose, Taubheit und Schwachsinn auf die syphilitische Fetopathie hindeuten (LANGMAN, 1985; SCHMIDT-MATTHIESEN, 1989).

In Afrika betrug im Jahre 1981 die Inzidens der Syphilis-Infektion ca. 1,4 % (URSI et al., 1981). In Äthiopien hatten im Jahre 1978 3 bis 5 % der totgeborenen Kinder eine Syphilis (NAEYE u. KISSANE, 1978).

In europäischen und amerikanischen Ländern betrug die Inzidens Ende der 80er Jahre ca. 0,01 bis 0,03 % (KAYSER et al., 1989).

Die Knochenveränderungen sind nicht pathognomonisch für Syphilis congenita, sie treten bei allen Formen der Syphilis auf. Eine ähnliche Röntgensymptomatik kommt auch bei anderen Infektionskrankheiten mit Knochenbefall vor. Eine luetische Infektion erfaßt meist das gesamte Skelett (Panostitis); Diaphysen und Metaphysen besonders bei den großen Röhrenknochen wie Tibia, Femur und Humerus sind befallen. Epiphysenkerne sind nicht beteiligt. Die luetische Metaphysitis kann teilweise schwere trophische Störungen im paraepiphysären Bereich verursachen, die als Aufhellungsbänder oder Aufhellungsherde mit Spongiosadestruktionen imponieren. Es kann zum Auftreten pathologischer Frakturen und zur Ausbildung transversaler Sklerosierungssäume kommen. Mitbeteiligt ist in der Regel das Schädelskelett in Form von Destruktionen der Tabula externa und interna, die meist im Parietal- und Frontalbereich liegen. Bei luetischer Diaphysitis finden sich vorwiegend periostale Reaktionen mit teilweise manschettenartiger sklerosierter Neubildung sowie mottenfraßähnlichen Knochendefekten. In der angrenzenden Metaphyse sieht man zahlreiche bis in die Diaphyse reichende Einkerbungen; die Osteochondritis zerstört den Übergang zwischen Metaphyse und Diaphyse. Die Veränderungen entwickeln sich häufig symmetrisch, charakteristischerweise an der proximalen Tibiametaphyse, man spricht vom Wimbergerschen Zeichen der Lues (Greenspan, 1993; Meschan, 1988).

Bei der Syphilis congenita finden sich:

- periostale manschettenförmige Knochensäume mit Verdickungen der langen Röhrenknochen,
- Zähnelung der Epiphyse als Folge einer Entwicklungsstörung der Wachstumszone (luetische Osteochondritis),
- osteomyelitische Herde in der Metaphyse und Diaphyse (Abb. 3.6.6 a–c) (Lissner u. Fink, 1990).

Unter den virusinduzierten Krankheiten ist bei **Aids** bisher kein radiologisch faßbarer Nachweis einer fetalen Organmanifestation intra partum bekannt. Ist die schwangere Frau infiziert, steht die Serodiagnostik beim Kind im Vordergrund (Niessen, 1989).

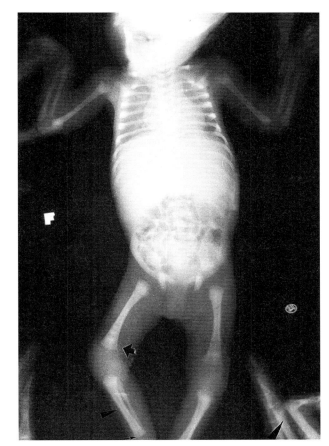

Abb. 3.6.6 a: Syphilis congenita.
4 Monate alter Säugling bei bekannter Syphilis der Mutter. Beginnende Verdickung der Diaphysen der langen Knochen (►). Osteomyelitische Herde in der Grenzzone zwischen Metaphyse und Diaphyse (→). Die Veränderungen werden im fortgeschrittenen Entwicklungsstadium Wimbergersche Zeichen genannt. Ausgefranste Metaphyse an den distalen Enden der langen Knochen (→). Angedeutet becherförmige Metaphyse am distalen Ulnaende. Hände der Mutter (►). Babygramm. Vietnam.

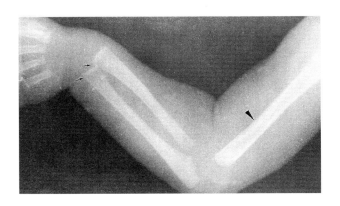

Abb. 3.6.6 b: Arm, Ausschnitt.

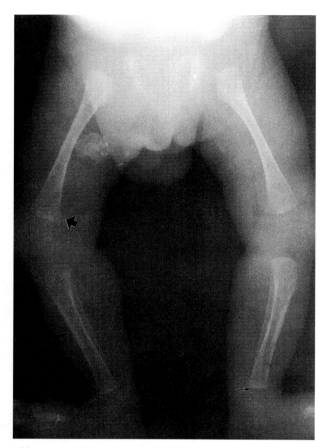

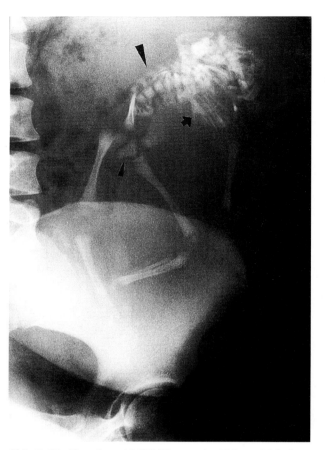

Abb. 3.6.6 c: Beine, Ausschnitt. Vietnam.

Abb. 3.6.7: Akranie und Mißbildungen im Hals und Schulterbereich.
Schollige Strukturen als Reste des Kopfskeletts. Sie überlagern den oberen Thorax, Hals und die obere Brustwirbelsäule. Die Halswirbel und oberen Brustwirbel sind nicht abgrenzbar. Die Wirbelsäule ist verkürzt und gebogen. Die wenigen ausgebildeten Rippen sind übereinander geschoben.
Rippen (→). Becken des Kindes (▶). Unterer Anteil der Wirbelsäule (▶). Israel.

3.6.2 Mißbildungen der Frucht

Zu den Mißbildungen des Skeletts gehören Akranie (Abb. 3.6.7), Anenzephalus (Abb. 3.6.8), überzählige Extremitäten (Abb. 3.6.9), Mikrozephalus (Abb. 3.6.10 a–b) und Enzephalozelen (Abb. 3.6.11 u. 3.6.12). Diese treten in der Dritten Welt häufig auf. Häufiger sind Störungen, die durch eine Hypovitaminose verursacht sind, wie Rachitis (Abb. 3.3.1 u. 3.3.2 a–d) und Möller-Barlow'scher Krankheit (Abb. 3.6.13), sie sind ernährungsbedingt (FO-CHEM, 1980). Osteogenesis imperfecta, Osteopetrosis und Chondrodystrophia fetalis (autosomal-dominant, Häufigkeit in europäischen und nordamerikanischen Ländern 1 : 10.000) (MOORE, 1990) sind genetisch bedingt und treten in der Dritten Welt beachtlich häufig auf; die mangelhafte hu-

mangenetische Beratung bei der Familienplanung mag dazu beitragen (GWATKIN, 1980).

Unter den Mißbildungen von Weichteilen lassen sich Hydrocephalus (Abb. 3.6.14 u. 3.6.15) und Schilddrüsentumor anführen.

Abb. 3.6.8: Anenzephalie bei Schädellage.
Schädelbasis des Kindes (▶). Teile der Schädelknochen pro-
jezieren sich auf obere Wirbelsäule (→). Obere Extremitäten
(→). Darstellung der Rippen und des Beckens. Rippen der
Gravida (➡). Frontaler Strahlengang. Zimbabwe.

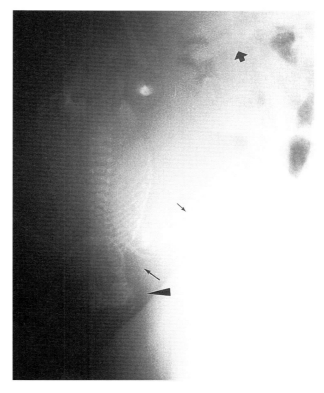

Abb. 3.6.9: Säugling mit einem zusätzlichen Bein.
Die Aufnahme ist entstanden, um das Ausmaß der Verwachsungen zu bestimmen. Die Diagnose war bereits vor der Geburt gestellt.
Femur (▶). Tibia und Fibula (⇨). Füße und Ossa metatar-
salia (→). Hände der Mutter (⟶). Thailand.

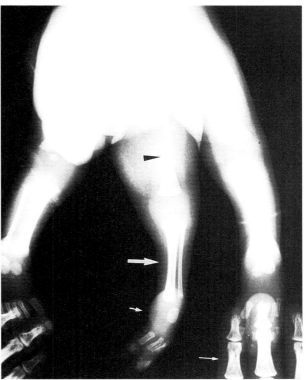

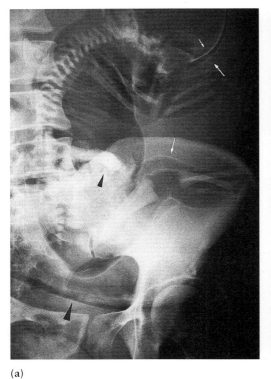
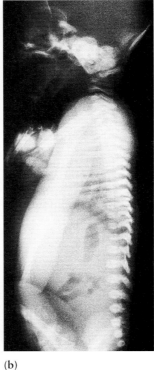

(a)   (b)

Abb. 3.6.10 a–b: Verdickte Subkutis an Kopfhaut des Kindes bei Hydrops fetalis, intrauterin und postpartal.
Postpartal wurden die folgenden Diagnosen gestellt: *Klinefelter Syndrom, Mikrozephalie, Mikroophthalmie und Syndaktylie der Hände.*
Markierung der Haut (→). Knochenkonturen des unterentwickelten Schädels (→). Abgrenzung des Fruchtsackes (►). KM-Darstellung im Intestinum des Kindes (►). Beckenlage. Amnio- und Fetographie, Babygramm. Israel.

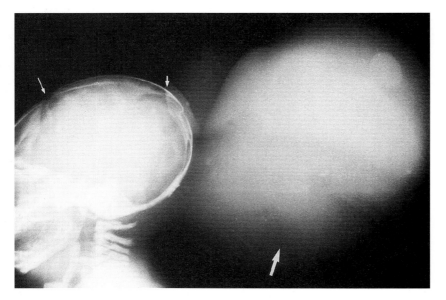

Abb. 3.6.11: Dorsale Enzephalozele.
Klaffende Schädelnaht (→). Vorschub eines Teiles von Os parietale (→). Das Cerebrum ist verlagert und liegt dorsal der Kalotte (⇨).
Die Diagnose ist prae partum möglich. Schädelaufnahme, post partum, frontaler Strahlengang. Tansania.

Abb. 3.6.12: Anteriore Enzephalozele.
Schädelkonturen (→). Cerebrum ist verlagert und liegt anterior der Kalotte (⇨). Intracraniale Luft (▶). Die Diagnose ist prae partum möglich. Schädelaufnahme, post partum, frontaler Strahlengang. Tansania.

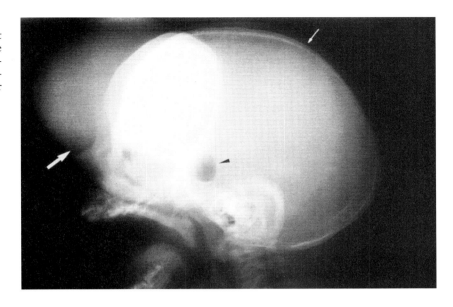

Abb. 3.6.13: Das Knie bei Möller-Barlow'scher Krankheit, (Vitamin C-Mangel des Säuglings).
Verwaschene Spongiosastruktur (→).Verdünnte Kompakta (▶). Pathologische Frakturen (→). „corner sign" Spornbildung an der Metaphyse (▶). (SPRAGUE, 1976). Zusammensinterung im Metaphysenbereich mit Invagination der Epiphyse an typischer Stelle (➔) (distaler Femur) (SILVERMAN, 1970). Verkalkungen der subperiostalen Hämatome mit Knochenneubildung (▶). Die häufig symmetrischen Veränderungen lassen sich bei Verdacht auf Vitamin C-Mangel bereits präpartal erkennen (GREENSPAN, 1993). Säuglingsknie post partum. Israel.

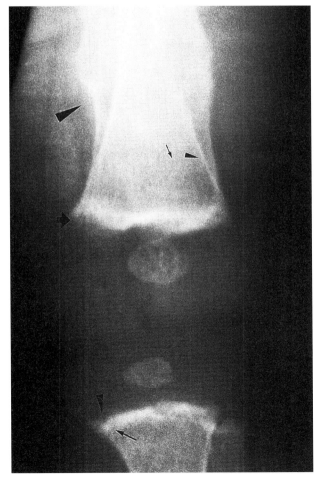

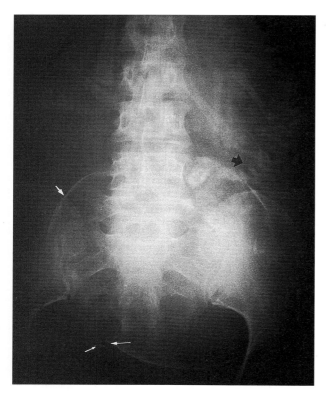

Abb. 3.6.14: Hydrozephalus, Meningomyelozele bei Schädellage.
Der Schädeldurchmesser ist vergrößert, er ist größer als der Querdurchmesser des Beckens von der Mutter. Schädelkonturen (→). Knochenspalt im Haubenbereich (⟶). Verlagertes Weichteil aus der Kalotte (→). Wirbelsäule des Kindes (➡). Sagittaler Strahlengang. Israel

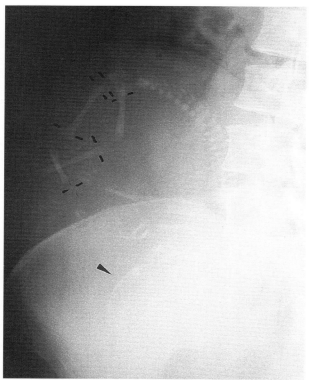

Abb. 3.6.15: „Buddhastellung", bei Hydrozephalus, Schädellage.
Konturen des Schädels (▶). Fehlen der „fat line" (dunklen Begrenzungslinie des Kindes). Ödembedingte Hockerstellung (die Arme sind nach kranial und lateral gerichtet, die Beine im Hüftgelenk gespreizt und im Kniegelenk nach medial abgewinkelt (BISHOP, 1961). Extremitätenstellung markiert (– –). Zielaufnahme. Israel.

3.7 Amniographie und Fetographie

Von den 31 Amnio- und Fetographieaufnahmen, die zum Nachweis einer Mißbildung oder zur Klärung einer Erkrankung von der Frucht angefertigt worden waren, zeigten 9 Aufnahmen eine Hydrops fetalis aufgrund einer Rhesusinkompatibilität, auf 16 Aufnahmen waren Weichteil- und/oder Skelettmißbildungen der Frucht feststellbar, und auf 6 Aufnahmen Blasenmolen und hochgradige Mißbildungen der Frucht nachweisbar. Die Aufnahmen stammen aus Thailand, Zimbabwe, Tansania, Vietnam, Israel und dem Iran.

Die Untersuchungsverfahren haben die Darstellung des kindlichen Körpers in utero zum Ziel. Einer Amniographie und Fetographie muß eine Diagnostik des Plazentasitzes vorangehen, da ansonsten die Wahrscheinlichkeit groß ist, die Plazenta zu verletzen.

Bei der Amniographie werden etwa 20–30 ml Fruchtwasser abgesaugt und die gleiche Menge eines wasserlöslichen Kontrastmittels in den Frucht-

sack injiziert. Das Kontrastmittel vermengt sich rasch mit dem Fruchtwasser. Bei der Fetographie werden ca. 5 ml eines öligen Kontrastmittels in den Fruchtsack injiziert, welches die Furcht hauchdünn mantelartig umgibt. Die Frucht ist bei der Amniographie als Aussparung im kontrastierten Fruchtsack zu sehen, während bei der Fetographie nur ihre Oberfläche angefärbt oder demarkiert ist (SAVIGNAC, 1953; MC LAINE, 1963).

In Ländern der Dritten Welt werden diese Untersuchungen bei Verdacht auf von dem Fetus oder der Gravida ausgehende Mißbildungen durchgeführt, vorausgesetzt, die Gravida bzw. ihre Familie kann die Untersuchungen finanzieren.

Ein Mischbild ist bei der Blasenmole und der Fehlentwicklung der Frucht zu sehen (Abb. 3.7.1). Der Nachweis einer von den Weichteilen oder vom Skelett ausgehenden Mißbildung der Frucht wird durch Amnio- und Fetographie geführt (Abb. 3.7.2). Hydrops fetalis wird aufgrund einer verdickten Subkutis durch diese Untersuchungsmethoden nachgewiesen (Abb. 3.7.3 und Abb. 3.7.4).

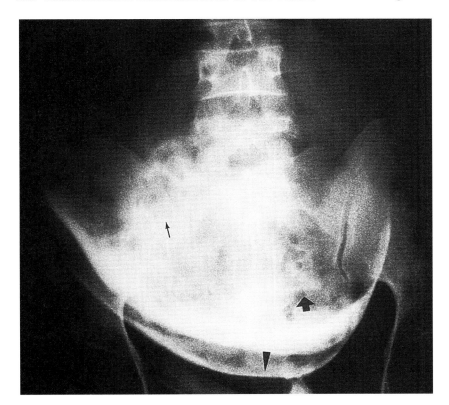

Abb. 3.7.1: Molargravidität, Fehlen der Kindsteile.
Zur besseren Darstellung der Blasenmole ist bei dieser Untersuchung das Kontrastmittel auch direkt in den mütterlichen Anteil der Plazenta injiziert worden, wodurch sie sich abgehoben hat.
Kleine rundliche KM-Füllungsdefekte als Hinweis auf Blasenmole (→). Teile der abgestorbenen Frucht (➜). Abgrenzung des Fruchtsackes (►). Amniographie. Thailand.

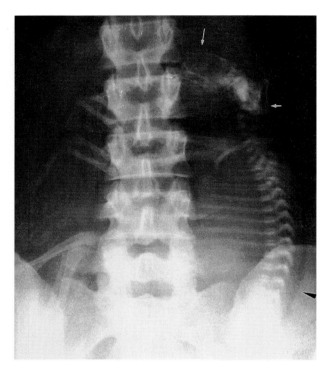

Abb. 3.7.2: Anenzephalie bei Hypoplasie des Schädels, Beckenlage.
Die Mißbildung des Schädels war bereits auf der Nativaufnahme nachweisbar. Die Amniographie ist zur weiteren Klärung des Befundes durchgeführt worden.
Markierung des kindlichen Kopfes (▶). Fruchtwasser hebt sich durch den KM-Anteil von dem subkutanen Fettgewebe des Kindes ab. Os occipitale ist gegenüber den ersten Halswirbelkörpern eingesunken (→). Os parietale ist ebenfalls eingesunken und auch abgeflacht (→). Amniographie. Zimbabwe.

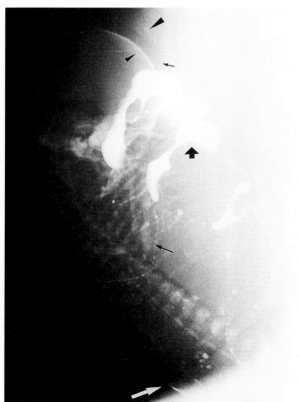

Abb. 3.7.3: Hydrops fetalis, Beckenlage.
Das Fruchtwasser ist durch sein KM-Anteil homogen transparenzgemindert. Die Frucht ist durch KM-Aussparung markiert. Die Haut der Frucht hebt sich durch den Beschlag des öligen KM. Die verdickte Subkutis am Kopf ist am besten zu beobachten.
Konturen des Schädelknochens (▶). Markierung der Haut (▶). Verdickte Subkutis (→). Darstellung des KM in den Darmschlingen des Kindes (→). Öliges KM frei im Fruchtwasser (➡). Fruchtsackabgrenzung (⇨). Amnio- und Fetographie. Zimbabwe.

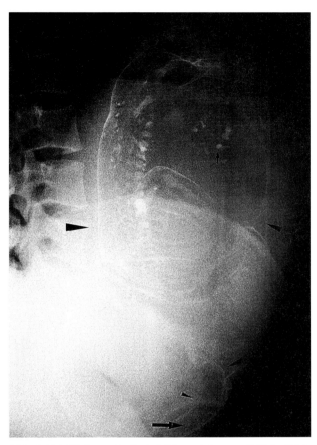

Abb. 3.7.4: Hydrops fetalis bei Rhesusinkompatibilität, Schädellage.
Das Fruchtwasser ist durch sein KM-Anteil homogen transparenzgemindert und die Frucht ist durch KM-Aussparung markiert. Die Haut der Frucht hebt sich durch den Beschlag des öligen KM. Die Subkutis ist verdickt und läßt sich am Kopf wegen der Knochenbegrenzung besser beobachten.
Markierung der kindlichen Haut (▶). Konturen des Schädelknochens (▶). Verdickte Subkutis (➡). KM-Darstellung in Dünn- und Dickdarmschlingen der Frucht (→). Fruchtsackabgrenzung (▶). Amnio- und Fetographie. Israel.

Auch die Geschlechtsdiagnostik in utero ist bei der Fetographie durch die Darstellung des demarkierten Skrotum oder der Vulva möglich (FOCHEM, 1980).

In einigen Ländern, wie im Iran, wird heute noch bei entsprechender Fragestellung die Motilität des kindlichen Magen-Darmtraktes in utero beobachtet und interpretiert. Die Methode wurde ausführlich zuerst von MC LAINE (1963) publiziert. Im Iran sind

diese Untersuchungen die Voruntersuchung für eine geplante transabdominelle Bluttransfusion in das kindliche Abdomen bei schwerer Rhesusinkompatibilität. Dabei werden die rhesusnegativen Spendererythrozyten transuterin in den vom kontrastmittelgefüllten Darmanteilen markierten Peritonealraum transfundiert. Damit beugt man schon vor der Geburt dem *Morbus haemolyticus neonatorum* vor. Umfassende Erörterungen der Methoden finden sich bei TESSARO et al. (1968), OGDEN et al. (1969), BOWMAN (1967).

3.8 Mehrlingsschwangerschaft

Unter 57 Aufnahmen der Mehrlingsschwangerschaften, zeigten 19 Aufnahmen eine siamesische Schwangerschaft. Auf 38 Aufnahmen waren Mehrlinge mit einem oder mehreren pathologischen Befunden zu beobachten. Die pathologischen Befunde waren Mißbildungen, die entweder eine oder mehrere Früchte betrafen. Außerdem wurden dazu die pathologischen Lagen der einen oder mehrerer Früchte bewertet. Das eigene Material stammt aus Vietnam, Thailand, Zimbabwe, Israel und dem Tschad.

Zur Einführung ist das Bild einer Mehrlingsschwangerschaft mit Normalbefund demonstriert (Abb. 3.8.1).

Durch Verabreichung von Humangonadotropinen an Frauen mit anormaler Ovulation und dadurch bedingter Überstimulation der Ovulation kommen Mehrlingsschwangerschaften heute häufiger vor.

In der Dritten Welt ist im allgemeinen die Frau eines kinderlosen Ehepaares verpflichtet, sich zuerst untersuchen und gegebenenfalls therapieren zu lassen. Selbst die ärmeren Familien geben das letzte Geld für eine erfolgversprechende Behandlung aus. Die Humangonadotropine werden dort von den Nulliparae sehr oft eingenommen, was zu einem gesteigerten Auftritt von Mehrlingsschwangerschaften führt (MOORE, 1990).

In den Nordamerikanischen Ländern wurden Zwillingsgeburten einmal unter neunzig Schwangerschaften beobachtet, Drillinge gewöhnlich einmal

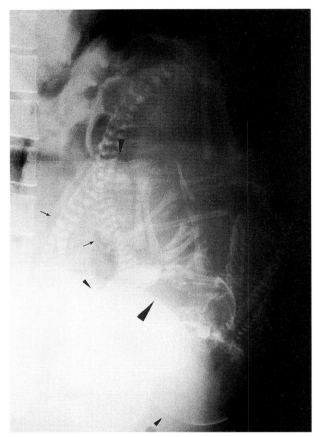

Abb. 3.8.1: Drillingsschwangerschaft.
Erkennbar sind drei Wirbelsäulen und zwei Köpfe, der Kopf des dritten Kindes ist durch Überlagerungen nicht abgrenzbar. Schädel des Kindes (►). Wirbelsäule des Kindes (→). Becken (►). Alle Kinder zeigen nahezu eine Schädellage. Crista iliaca superior der Gravida (►). Frontaler Strahlengang. Israel.

unter neunzig hoch zwei, Vierlinge einmal unter neunzig hoch drei und Fünflinge einmal unter neunzig hoch vier (MOORE, 1990). In Europa gibt es die gleichen Häufigkeiten.

Im Gegensatz zu den europäischen und nordamerikanischen Ländern wird in den Ländern der Dritten Welt eine Diskrepanz zwischen Leibumfang und Schwangerschaftsalter im Rahmen einer Routineuntersuchung zu einer Abdomenübersicht führen.

Mehrlingsschwangerschaften mit pathologischen Befunden einer oder mehrerer Früchte sind seltener. Im Rahmen der radiologischen Versorgung der Schwangeren gehört bei Verdacht auf Mehrlings-

schwangerschaften und Abklärung der jeweiligen Lagebeziehungen von Mehrlingen zueinander eine Übersichtaufnahme zum diagnostischen Spektrum (Abb. 3.8.2). Dies gilt auch für die Feststellung einer Mißbildung der Frucht (Abb. 3.8.3); die Amnio- und Fetographie sind dort Bestandteile der Diagnostik.

3.8.1 Siamesische Zwillinge

Die pränatale Diagnosestellung einer siamesischen Zwillingsschwangerschaft ist für den Ablauf des Geburtsvorganges von großer Bedeutung. Wenn sich die Keimscheibe nur unvollständig teilt, bilden sich verschiedene Typen siamesischer Zwillinge aus.

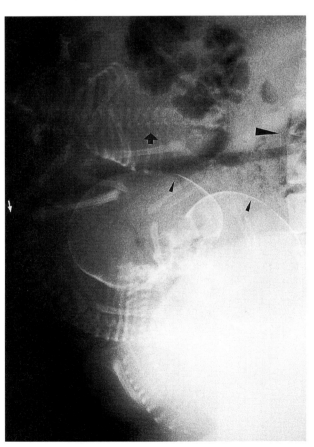

Abb. 3.8.2: Drillingsschwangerschaft, Querlage eines der Kinder.
Wirbelsäule des Kindes in Querlage (➡). Schädel des Kindes (►). Becken des Kindes (→). Zwei Kinder zeigen nahezu eine Schädellage. Wirbelsäule der Gravida (►). Frontaler Strahlengang. Israel.

Abb. 3.8.3: Drillingsschwangerschaft, 2 der Kinder sind Akranien.
Die beiden Akranien haben im Vergleich zu dem dritten Kind kleinere Wirbelsäulen, Extremitäten und Kopfskelette. Sie sind wahrscheinlich eineiig. Der einzige Schädel (►). 3 Wirbelsäulen (►). Becken (►). Rippen des Kindes (→). Wirbelsäule der Gravida (➜). Frontaler Strahlengang. Zimbabwe.

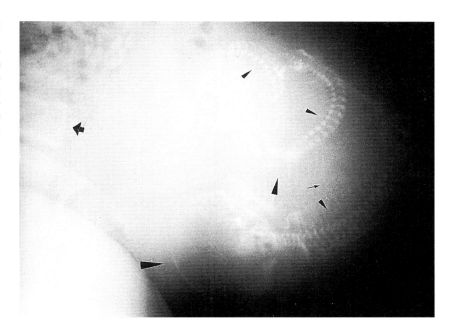

Abb. 3.8.4: Siamesische Zwillinge mit Verwachsungen am Unterbauch und im Beckenbereich.
Die Weichteilverwachsungen reichen bis in den Bauchraum. Um eine intestinale Verwachsung bzw. Lumenverbindung nachzuweisen, hat das eine Kind KM über eine Sonde bekommen. Der Magen des zweiten Kindes ist mit Luft gefüllt.
Die Aufnahme ist präoperativ entstanden, um das Ausmaß der Verwachsungen zu bestimmen. Die Diagnose siamesischer Zwillinge war bereits vor der Geburt gestellt.
KM-Darstellung im Magen (►). Becken (►). Die operative Trennung ist erfolgreich abgelaufen. Babygramm mit KM-Passage. Vietnam.

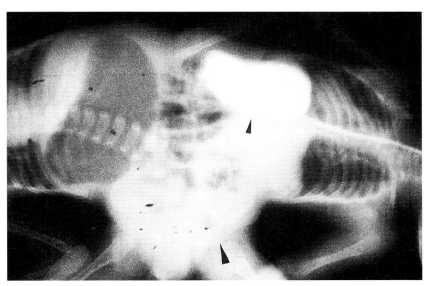

Sie werden je nach Lokalisation der Verwachsungsstelle verschieden benannt. Manchmal sind die Zwillinge entweder nur durch die Haut, oder durch Haut und tiefergelegene Organe (Abb. 3.8.4 u. 3.8.5), z.B. Leber oder Muskelgewebe, miteinander verwachsen (MOORE, 1990). Die Differenzierung solcher Verwachsungen ist durch eine Röntgen-Weichteilaufnahme möglich (Abb. 3.8.4).

Die ventrale Thoraxverwachsung (Abb. 3.8.6 a–b) hat eine bessere chirurgische Prognose als die posteriore; vorausgesetzt diese beschränken sich nur auf die Haut und nicht auf mediastinale Strukturen (MOORE, 1990).

Es ist nicht vollständig geklärt, ob die Umwelteinflüsse zu einem erhöhten Vorkommen von siamesischen Zwillingen in manchen Ländern der Dritten

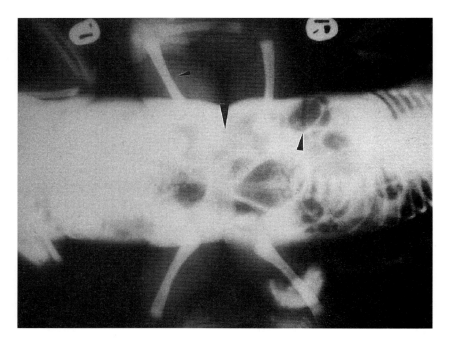

Abb. 3.8.5: Siamesische Zwillinge mit Verwachsungen am Unterbauch und im Beckenbereich.
Die Weichteilverwachsungen reichen bis in den Bauchraum. Die Aufnahme ist entstanden, um das Ausmaß der Verwachsungen zu bestimmen. Die Diagnose siamesischer Zwillinge war bereits vor der Geburt gestellt.
Darmluft (►). Becken (►). Femur (►). Babygramm. Vietnam.

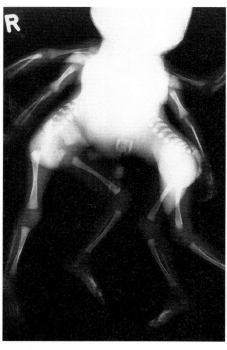

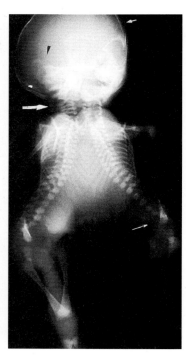

(a)　　　　　(b)

Abb. 3.8.6 a–b: Doppelbildung ab Halswirbelsäule nur Schädelknochen und Gesichtsschädel sind ausgenommen.
Sehr tiefe Weichteilverwachsungen am Kopf, Hals, Thorax und Oberbauch. Die Wirbelsäulen sind getrennt, sie haben aber eine enge räumliche Beziehung, insbesondere im Hals- und oberen Brustbereich.
Die Aufnahmen sind entstanden, um das Ausmaß der Verwachsungen zu bestimmen. Die Diagnose war bereits vor der Geburt gestellt.
Os parietale (→). Ohrmuschel (►). Halswirbelsäulen (⇨). Becken (→). Israel.

Abb. 3.8.7 a–b: Siamesische Zwillinge, eine Akranie, eine Anenzephalie der anderen Frucht ist möglich.
Siamesische Zwillinge mit Akranie der einen Frucht und wahrscheinlich Anenzephalie der anderen. Die Wirbelsäulen sind in der unteren Hälfte voneinander getrennt, sie sind in der oberen Hälfte voneinander abgrenzbar, aber haben eine enge Beziehung zueinander. Die Rippen beider Brustkörper sind zu erkennen. Im okzipitocervicalen Übergang der von der Gravidawirbelsäule ferneren Frucht kommen knöcherne Teile zur Abbildung, die wegen Randüberstrahlungen nicht beurteilbar sind.
Teile der Schädelknochen des einen Kindes (►). Unterkiefer (►). Halswirbelsäule (→). Becken des Kindes (➔). Rippen (⟶). Darmluft der Gravida (►). Übersicht und Ausschnitt. Thailand.

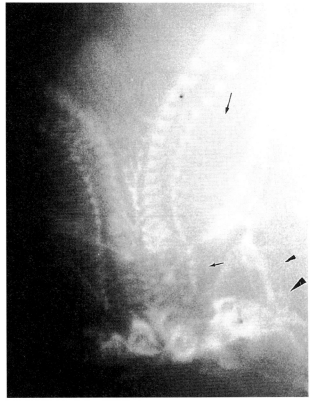

(a)

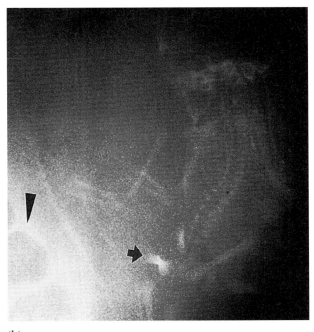

(b)

Welt führen. Zur Zeit wird in Vietnam darüber diskutiert, inwieweit Dioxin für ein vermehrtes Auftreten von siamesischen Zwillingen in den letzten zwanzig Jahren verantwortlich gemacht werden kann (VOGEL, 1994). Ursächlich könnten die im Vietnamkrieg angewendeten Entlaubungsmittel „agent orange", „agent blue" und „agent white" gewesen sein, die mit Dioxin versehen worden waren. (Die Farbbezeichnung rührt von der Verpackung her.)

Unter den Herbiziden wurde das Entlaubungsmittel 2.4.5-T am häufigsten mit Mißbildungen in Zusammenhang gebracht. Die Vermutungen über Embryotoxizität stammen aus Vietnam, Schwedisch-Lappland und Arizona. Eine eingeleitete Untersuchung der Wirkungen von 2.4.5-T auf die Fortpflanzung von Säugern soll keinen Nachweis über die Teratogenität des Herbizids erbracht haben (LANGMAN, 1985).

3.9 Plazentographie und Diagnostik des Plazentasitzes

Unter den 21 Plazentaaufnahmen mit einem oder mehreren pathologischen Befunden, waren 13 Aufnahmen intra partum und 8 post partum (isoliert) angefertigt worden. Die Plazentaaufnahmen intra partum sind primär zur Bestimmung des Plazentasitzes gemacht worden (Abb. 3.9.1), worauf man auch eine Plazentaablösung oder Plazentaverkalkungen sehen kann. Der Nachweis einer Plazentaverkalkung als Folge einer unerkannten oder unbehandelten Stoffwechselstörung ist durch eine isolierte Plazentaaufnahme post partum möglich (Abb. 3.9.2). Das eigene Material stammt aus Thailand, Tansania und Israel.

In den Ländern der Dritten Welt, in denen der Einsatz des Ultraschallgerätes in der gynäkologischen Diagnostik aus unter anderem finanziellen Gründen nicht möglich war bzw. ist, hat sich die Plazentographie nach „Reid und Fochem" unter verschiedenen Methoden als einfachste und beste Methode erwiesen, bei welcher mittels eines eigenen Aluminiumfilters eine seitliche Abdomenaufnahme gemacht wird (FOCHEM, 1980).

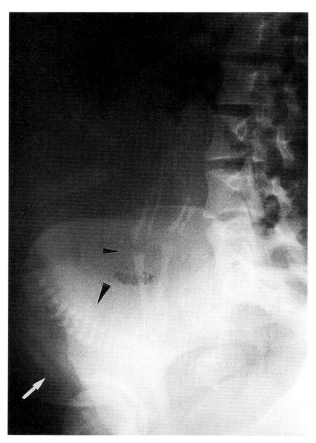

Abb. 3.9.1: Tiefer Sitz der Plazenta, die Plazenta zeigt eine homogene und unauffällige Binnenstruktur, Schädellage.
Die Aufnahme ist zur Abklärung der peripartalen Blutungen angefertigt worden.
Die Teile des Kindes sind regelrecht. Die Plazenta ist in einer tiefen ventralen Lage zart abgrenzbar (⇨). Sie zeigt keine Inhomogenitäten. Obere Extremitäten (▶). Wirbelsäule des Kindes (▶). Schrägaufnahme ohne Verwendung des Aluminiumfilters. Israel.

Dieser Filter wird am Röhrentubus fixiert und ist an der Ventralseite, also dem Abdomen der Gravida entsprechend am dicksten und wird gegen die dorsale Seite der Gravida konkav, also dünner. Durch diese Filterform wird die von ventral nach dorsal zunehmende Gewebedichte des Abdomen ausgeglichen und die Plazenta kommt bei der seitlichen Aufnahme sehr gut zur Darstellung, weil sie erfahrungsgemäß am häufigsten ventral im Fundus oder dorsal liegt (Abb. 3.9.3 a–c).

Abb. 3.9.2: Isolierte extrauterine Plazenta mit kleinen Verkalkungen.
Kleine Verkalkungen, die auch prae partum erkennbar waren (▶). Röntgenaufnahme der extrauterinen Plazenta. Israel.

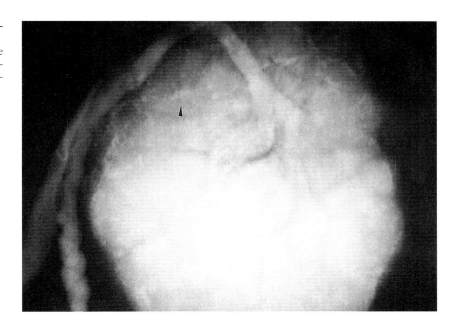

Die Plazenta ist ein sichelförmig, homogener Weichteilschatten mit einer Dicke von ca. 4 cm und einer Länge von ca. 20–25 cm zu erkennen (Abb. 3.9.1). Man kann daher einen tiefen Sitz, also eine Plazenta praevia partialis, diagnostizieren. Ist die Plazenta auf dieser Aufnahme nicht zu sehen, so besteht per exclusionem der dringende Verdacht auf eine Plazenta praevia totalis (BUTTENBERG u. NEUMAN, 1964) (Abb. 3.9.3 b).

Die Methode ist sicher, einfach und bei dem klinischen Verdacht auf eine Plazenta praevia auch im Hinblick auf die relativ geringe Strahlenbelastung durchaus vertretbar (FOCHEM, 1980). Wenn einmal die Ultraschalluntersuchung kein eindeutiges Ergebnis zu erbringen vermag, kann auch diese Methode herangezogen werden.

Bei den direkten und aufwendigen Methoden der Plazentographie wie Aortographie bzw. Arteriographie und i.v. Plazentographie ist selbstverständlich die Sensitivität höher, aber wegen der wesentlich höheren Strahlenbelastung gehören diese Methoden zu Recht der Vergangenheit an.

Abgesehen von der Indikation zur Plazentographie als Voruntersuchung von Amnio- oder Fetographie, ist die Indikationsstellung in den Ländern der Dritten Welt wegen der Einschränkung anderer diagnostischer Möglichkeiten sehr hoch. Im Gegensatz dazu wird in den europäischen oder nordamerikanischen Ländern die Untersuchung zur Plazentasitzdiagnostik durch das Ultraschallgerät durchgeführt. Die Häufigkeit einer vorzeitigen Plazentaablösung in den europäischen oder nordamerikanischen Ländern wird in Abhängigkeit der Beurteilungskriterien mit 0,1 bis 0,5 % der Geburten angegeben (SCHMIDT-MATTHIESEN, 1989), während die Anzahl der registrierten Fälle von Plazenta praevia in den Ländern der Dritten Welt weit höher ist. Die hohe Inzidenz der Plazenta praevia in den Ländern der Dritten Welt beruht u.a. auf Multipara und Gravidität im Alter (SCHMIDT-MATTHIESEN, 1989).

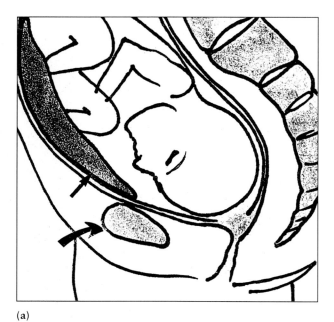

(a)

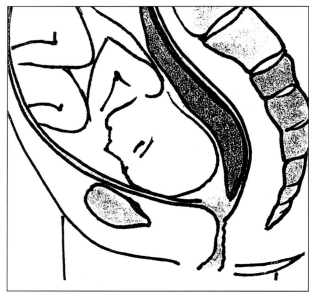

(b)

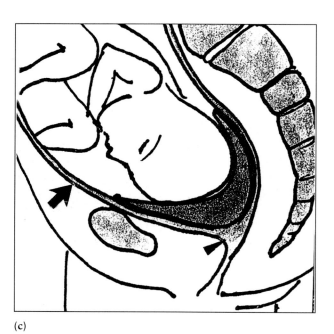

(c)

Abb. 3.9.3 a–c: Lagen der Plazenta.
a) Placenta ventralis
b) Placenta dorsalis
c) Placenta praevia totalis
Plazenta (➡). Ostium uteri (▶). Uteruswand (➡). Symphyse (➡).

3.10 Sonstiges

3.10.1 Hysterosalpingographie

Von den 59 Aufnahmen der Hystero- und Hysterosalpingographie, zeigten 6 Aufnahmen eine Raumforderung und 15 eine Mißbildung des Uterus. Auf 38 Aufnahmen waren Zeichen einer abgelaufenen oder frischen Entzündung zu sehen. Das eigene Material stammt aus Thailand, Tansania, Zimbabwe, Südafrika, Mexiko und dem Tschad.

Die Vereinigung der Gameten erfolgt normalerweise in der Ampulle des Eileiters, also in dem distalen, weiten Anteil. Das Ei gelangt unmittelbar an diesen Befruchtungsort, wenn es bei der Ovulation in typischer Weise vom Fimbrientrichter aufgefangen bzw. abgenommen worden ist. Störungen sind in zweifacher Weise möglich (MOORE, 1990):

- die periampullären Verwachsungen können die Beweglichkeit der Tube derart einschränken, daß eine ordnungsgemäße Kontaktaufnahme zwischen Fimbrienkranz und sprungfreiem Follikel nicht zustande kommt,
- das Tubenlumen kann selbst peripher verklebt sein (SCHMIDT-MATTHIESEN, 1989).

Die Frau in der Dritten Welt ist erheblichem sozialem Druck ausgesetzt, fruchtbar zu sein, und in den meisten Ländern ist sie als einziger Ehepartner verpflichtet, sich untersuchen zu lassen. Aufgrund dessen wird zur Klärung der Tubendurchgängigkeit oder einer Uterusanomalie oft eine Hysterosalpingographie durchgeführt. Diese Methode eignet sich besonders zur Darstellung der Mißbildungen wie Uterus bicornis bicollis, Uterus duplex (Abb. 3.10.1 u. 3.10.2), und Uterus bicornis unicollis (Abb. 3.10.3), Tumoren des Cavum uteri wie submuköse Myome (Abb. 3.10.4), Polypen (Abb. 3.10.5), Synechien und Hypoplasie. Auch die Veränderungen im Tubenlumen, die durch Endometriose, Hydrosalpinx (Abb. 3.10.6, 3.10.7 u. 3.10.8), tuberkulöse Endometritis (Abb. 3.10.9) oder Endometritis anderer Genese (Abb. 3.10.10) entstanden sind, können durch diese Untersuchungsmethoden nachgewiesen werden. Der Nachweis eines Tubenverschlusses (Abb. 3.10.9 u. 3.10.10) ist durch diese Untersuchungsmethoden möglich (FOCHEM, 1980).

Die hohe Inzidenz der Tuberkulose ist die Ursache für das häufige Auftreten der Endometritis tuberculosa in den Ländern der Dritten Welt, sie ist sekundär. Dabei ist das Cavum uteri in etwa 70 % befallen, die Tuben in 85 bis 95 %, und das Ovar in etwa 20 %. Eine Genitaltuberkulose führt bei der Frau fast ausnahmslos zur Sterilität. Bei Sterilität ist

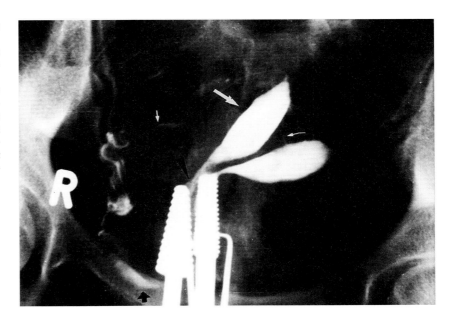

Abb. 3.10.1: Uterus bicornis bicollis (Uterus duplex).
Die beiden Cava uteri sind getrennt voneinander sondiert und mit KM gefüllt worden.
Eine zarte KM-Spur markiert die rechte Tube (→). Sie ist über eine größere Ausdehnung dargestellt als die linke. Die linke Tube ist durch das linke Cavum uteri zum Teil überlagert (⟶). Tubenhorn (⇨). Collum (▶). KM-Übertritt in den Peritoneumraum (➡). Hysterosalpingographie. Mexiko.

eine Genitaltuberkulose in ca. 25 % die Ursache (Abb. 3.10.9).

Auf dem Röntgenbild bei Hysterographie sind die Veränderungen, die durch Endometritis verursacht sind, erst nach Ausbildung der Myometritis zu sehen, und werden durch drei Formen charakterisiert:

- grobe Konturunregelmäßigkeiten des Cavum uteri. Diese Veränderungen kommen auch bei einer nicht spezifischen Endometritis vor (Abb. 3.10.10),
- Ausbildung von Fisteln und Sacculi,
- Strikturen und starke Deformierungen des Cavum uteri.

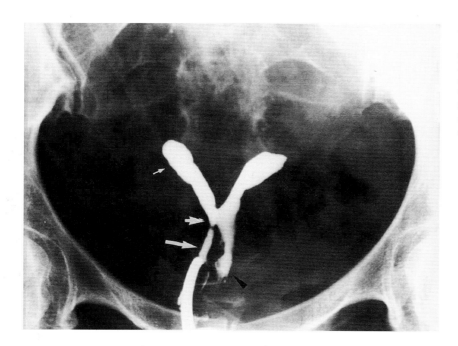

Abb. 3.10.2: Uterus bicornis bicollis (Uterus duplex) mit Verbindung zwischen den beiden Cava uteri.
Das rechte Collum im sondierten Zustand (⇨). Tubenhorn (→). Linkes Collum (►). Hier ist die Verschmelzung der Müller'schen Gänge bis auf eine kleine Lücke (➡) unterblieben. Hysterographie. Zimbabwe.

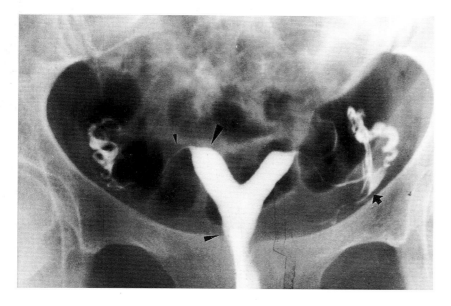

Abb. 3.10.3: Uterus bicornis unicollis (Uterus arcuatus).
Beide Tuben sind durchgängig. Tubenhorn (►). Collum (►). KM-Spur in den Tuben (►). KM-Austritt aus der Tube (➡). Hysterosalpingographie. Zimbabwe.

Abb. 3.10.4: Multiple Myofibrome des Uterus.
Rundliche und gut abgrenzbare KM-Aussparung als Hinweis
auf multiple Myofibrome (▶). KM-Sonde (▶). Fehlende Tu-
bendarstellung als Ausdruck eines präisthmischen Verschlus-
ses. Hysterographie. Südafrika.

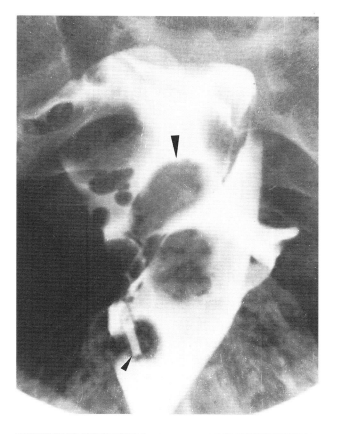

**Abb. 3.10.5: Bilaterale Hydrosalpinx, rechtsseitiger Tu-
beneckpolyp unterhalb des rechten Tubensphinkters.**
Die beiden Tuben sind im ampullären Teil glatt abgrenzbar, sie
sind balloniert. Der Befund spricht für eine Verlegung im Isthmus.
Wandnahe KM-Aussparung im Einmündungsbereich der rechten Tube als Hinweis für Polypen (▶). Tubensphinkter (➔).
Erweiterte Tube im Bereich der Ampulle (▶). Hydrosalpingographie. Tansania.

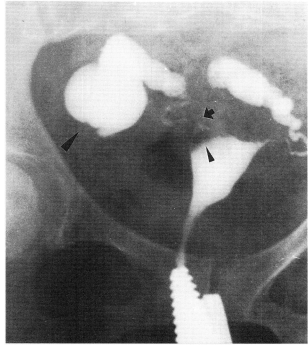

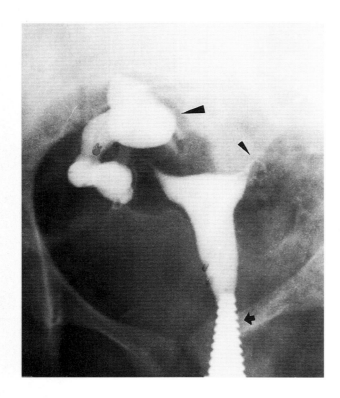

Abb. 3.10.6: Hydrosalpinx rechts bei vollständigem Tubenverschluß links.
Ballonierter und aufgeweiteter ampullärer Tubenanteil rechts (▶). Die Tube ist nicht zur Darstellung gekommen, das spricht für einen Tubenverschluß links. Fadenförmige KM-Spur im Tubenstumpf links. Eine links betonte Salpingitis isthmica nodosa kann die Ursache sein (▶). Die KM-Sonde in der Vagina (➡). Hydrosalpingographie. Tansania.

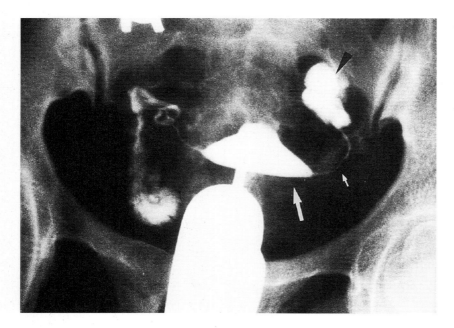

Abb. 3.10.7: Beidseitige Hydrosalpinx.
Die Lage der rechten Ampulle als Ausdruck eines Ovariendeszensus.
Erweiterte Tuben im ampullären Anteil (▶). Fadenförmige KM-Spur in den Tuben (→). Fundus uteri bei Hyperanteflexio (⇨). Hydrosalpingographie. Thailand.

Abb. 3.10.8: Beidseitige Saktosalpinx mit periampullären Adhäsionen beidseits.
Ballonierter und aufgeweiteter ampullärer Anteil der Tube (⇨). KM-Austritt aus der Tube und Verbleib in der Region als Hinweis auf periampulläre Adhäsionen (→). KM-Spur in den Tuben (⟶). Intraabdominelles KM (►). Fundus uteri zeigt eine Hyperanteflexio (►). Salpingographie. Zimbabwe.

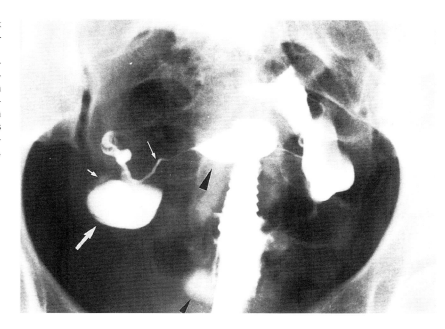

Abb. 3.10.9: Pericavaler KM-Übertritt bei Endometritis tuberculosa.
Die Begrenzungen des Cavum uteri sind unregelmäßig. Das aus dem Cavum uteri übergetretene KM erscheint neben dem Cavum netzförmig. KM stellt sich auch in den Venen des Beckenbodens dar.
Konturunregelmäßigkeiten des Cavum uteri (→). Verschluß der Tuben (►). KM im pericavalen Gewebe und in den Lymphspalten (⇒). KM-Darstellung in den Venen des Beckenbodens (⇨). Hysterographie. Tansania.

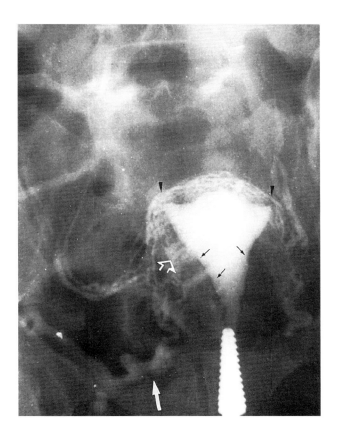

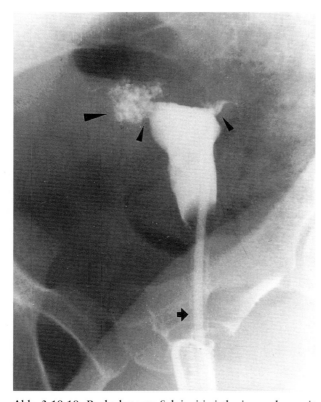

Abb. 3.10.10: Rechtsbetonte Salpingitis isthmica nodosa mit bilateralem Tubenverschluß.
Fehlende Darstellung der beiden Tuben im ampullären Teil als Zeichen eines Tubenverschlusses des Isthmus beidseits.
Diskontinuierlich kontrastierte und starre Tuben im isthmischen Drittel mit einem unregelmäßigen Füllungsbild (▶).
Punktuelle KM-Markierung über dem rechtsseitigen isthmischen Drittel als Hinweis für Adhäsionen (▶). KM-Sonde
(➡). Hysterosalpingographie. Mexiko.

Die letzten beiden Zustände genügen für einen Nachweis der Endometritis tuberculosa (FOCHEM, 1980). Beim Fehlen dieser Zeichen ist eine Endometritis tuberculosa nicht ausgeschlossen.

Der Übertritt des KM in das pericavale Gewebe und in die Lymphspalten wird mit der Häufigkeit von 3,6 bis 4,3 % aller Hysterographien angesehen (FOCHEM, 1980) (Abb. 3.10.9).

Abgesehen vom Corpuskarzinom kann ein pericavaler KM-Übertritt verursacht werden durch Endometriumläsionen, menstruationsbedingt gesteigerte Endometriumpermeabilität und ferner durch einen hohen KM-Injektionsdruck bei Hysterographie.

Die Angaben zur Häufigkeit stammen von Untersuchungen in Mitteleuropa aus der Nachkriegszeit. Sie wurden unter Verhältnissen erfaßt, die Ähnlichkeiten mit denen in der Dritten Welt aufweisen (GWATKIN, 1980), und werden deshalb zum Vergleich herangezogen.

Die der Hysterosalpingographie liefert zuverlässigere Ergebnisse als die Pertubation; ihre Fehlerquote, gemessen an den Ergebnissen einer Laparoskopie beträgt etwa 20 bis 30 % (SCHMIDT-MATTHIESEN, 1989).

3.10.2 Die Symphyse peri- und post partum

17 Aufnahmen des Beckens und der Symphyse zeigten Veränderungen an der Symphyse, die als Folge einer Schwangerschaft gedeutet wurden. Eine Verbreiterung des Symphysenspaltes war auf allen Aufnahmen dargestellt, auf 5 Aufnahmen waren zusätzlich Knochenabrisse zu erkennen. Die Aufnahmen stammen aus Tansania, Zimbabwe, Südafrika und dem Tschad.

Im Röntgenbild läßt sich die Verbreiterung des Symphysenspaltes im letzten Monat der Schwangerschaft häufig feststellen. Der Symphysenspalt und der Spalt der Iliosacralgelenke weiten sich während der Schwangerschaft, so wird der Durchtritt des Kindes vorbereitet. Schon in den ersten Lunarmonaten beginnt sich die Region der Symphysen- und Iliosacralgelenke durch stärkere Durchblutung und Imbibierung mit Gewebsflüssigkeit aufzulockern, wobei insbesondere die Elastizität in der Symphysenregion zunimmt. Dabei nimmt die Elastizität der inneren aufeinanderliegenden knorpeligen Seiten der beiden Schambeine zu, die zusammen eine Art Bandscheibe bilden (FOCHEM, 1980; SCHMIDT-MATTHIESEN, 1989). Bemerkenswert ist, daß die geburtsaktbedingten traumatischen Schädigungen an der Symphyse ausschließlich bei Erstgebärenden vorkommen. Diese Veränderungen können verschiedenartig sein. Zu ihnen zählen Hämatome und Abrißfrakturen (Abb. 3.10.11); sie können mit einer Arthrosis abheilen. Häufiger kommt es jedoch zur einer restitutio ad integrum. Geburtsaktbedingte traumatische Knochensprünge in den Iliosacralgelenken sind eine Rarität (FOCHEM, 1980).

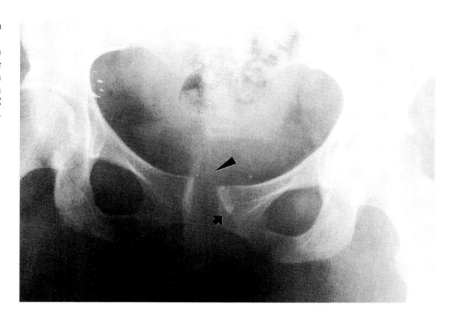

Abb. 3.10.11: Symphyse post partum mit knöchernem Ausriß.
Die Symphysenfuge ist verbreitert. An der Symphyse besteht eine kleine Stufe zwischen der Fortsetzung der oberen Begrenzung des rechten zu dem linken Schambein (▶). Knöcherner Ausriß an der Gelenkfläche des linken Schambeines (➡). Beckenübersicht. Tansania.

Veränderungen im Bereich der Symphyse als Folge des Geburtsvorganges sind in der Dritten Welt häufig. Die Erklärung ist das häufige Mißverhältnis zwischen dem Kopf des Kindes und dem Becken der Mutter; pränatal wird es nur selten erfaßt wegen der Beschränkungen bei der Schwangerschaftsbetreuung. Bei bekanntem Mißverhältnis werden Veränderungen im Beckenring der Mutter in Kauf genommen. Die Durchführung des Kaiserschnitts ist entweder nicht möglich oder im Vergleich zur Geburt das größere Risiko. Kollegen vor Ort wiesen auf die Möglichkeit der Symphysendurchtrennung bei Geburtsstillstand durch den Arzt als Versuch zur Rettung von Mutter und Kind hin (v. WECHMAR, 1996).

4 Diskussion

Noch in den 60er Jahren haben die Ärzte in Nordamerika und Europa (u.a. FOCHEM, 1967; BUTTENBERG, 1964; WEISSHAR, 1961) ionisierende Röntgenstrahlen zur Diagnostik in Gynäkologie und Geburtshilfe eingesetzt und darüber ausführlich berichtet. Heute ist in Deutschland die Röntgendia-

gnostik in der Schwangerschaft nach § 28 StrlSchV bzw. § 15 RöV untersagt. Nur in bestimmten Notsituationen ist diese möglich.

Wegen anderer Rahmenbedingungen wendet man heute in vielen Ländern der Dritten Welt Röntgenstrahlen mit gleichen Untersuchungsmethoden zur prä- und perinatalen Diagnostik immer noch an.

Das eigenen Material besteht aus Aufnahmen, die zwischen Hochleistungsversorgung und Mangelversorgung in der Dritten Welt entstanden sind und stellt eine Auswahl dar. Voraussetzungen für die Auswertung in der eigenen Arbeit waren:

- Elektrizität und Röntgenanlage mußten zur Röntgendiagnostik vorhanden sein,
- Deutung der Aufnahmen und die konsekutive Behandlung mußten möglich sein,
- Aufnahmen mußten archiviert und besondere Befunde gesammelt werden,
- Schwangere mußten im Rahmen medizinischer Versorgung trotz des Strahlenrisikos für Kind und Mutter radiologisch untersucht werden.

Diese Bedingungen mußten erfüllt sein, sonst konnten die Aufnahmen uns für die eigene Auswertung nicht zur Verfügung stehen. Röntgenuntersuchungen trotz Strahlenbelastung führen zu einem Konflikt für den als Geburtshelfer tätigen Arzt in der

Dritten Welt. Er weicht von den Empfehlungen, die in Europa und Nordamerika gelten, ab. Er wendet Röntgenstrahlen zur Diagnostik während der Schwangerschaft an und gerät damit in einen Rechtfertigungszwang; er muß dem Vorwurf, nicht kunstgerecht zu handeln, vorbeugen. Es ist deshalb ein Zeichen von Vertrauen und Großzügigkeit, wenn solches Material den Mitgliedern der eigenen Arbeitsgruppe zur Auswertung überlassen wird. Das Abweichen von Empfehlungen, die in den industrialisierten Ländern gelten, erklärt auch, warum im Schrifttum Veröffentlichungen zur Röntgendiagnostik in der Schwangerschaft in den letzten Jahren fehlen. Hinweise auf die Verhältnisse, unter denen in der Schwangerschaft Röntgenstrahlen zur Diagnostik eingesetzt werden, finden sich gelegentlich in der Tagespresse oder in Veröffentlichungen verschiedener Programme der WHO. Sie gehen von einer Risikoabwägung zwischen der Gefahr durch Unterlassen der Untersuchung und der Expositionsgefahr von Kind und Mutter durch ionisierende Strahlen aus.

Regionale Unterschiede medizinischer Versorgung in den Ländern der Dritten Welt erklären sich aus Unterschieden der medizinischen Infrastruktur. Hochleistungskrankenhäuser sind in den Hauptstädten. Diese Prestigekrankenhäuser werden oft von der Regierung finanziert. Krankenhäuser mit hohem Standard werden auch beispielsweise von ausländischem Militär, der Touristenindustrie oder internationalen Hilfsorganisationen betrieben. Diese Zentren stehen einem kleinen reichen und/oder einflußreichen Anteil der Bevölkerung zur Verfügung. Außerhalb der Hauptstädte, in den kleinen Städten, werden häufig die einfach eingerichteten Krankenhäuser mit eigener Elektrizität versorgt. Besitzen diese Häuser ein einsatzfähiges Röntgengerät, dann werden bei bestimmten Indikationen Aufnahmen angefertigt, die zur weiteren Behandlung in anderen Ortschaften als Dokument vorgezeigt werden können. Außerhalb dieser Krankenhäuser muß die Medizin ohne Elektrizität auskommen. Auf dem Lande fehlen meist Elektrizität und Wasserversorgung. Der große, nicht zahlungsfähige Anteil der Bevölkerung auf dem Lande hat allenfalls ausnahmsweise den Zugang zu diesen Versor-

gungseinrichtungen. Die Menschen haben ihre Ernährung zu sichern, sie können die medizinische Versorgung in Hochleistungszentren nicht bezahlen. Es herrscht Armut und Hunger, Bürgerkriege und gewaltsame Umsiedlungen sind nicht selten. Bei der letzten Umsiedlung im Sudan 1984–85 sind von ca. 100.000 Flüchtlingen etwa 14.000 ums Leben gekommen (von APPEN, 1994). Infektionen, Epidemien und Hunger treten häufig auf. Sie zeigen das Fehlen der medizinischen Versorgung. Eine Studie in Bangladesch (1987) zeigte, daß die perinatale Sterblichkeit bei Müttern mit weniger als 42 kg Körpergewicht bei 43 % liegt, während dieser Wert bei Müttern über 42 kg Körpergewicht 7 % beträgt (UNFPA, 1989). In Äthiopien oder in Afghanistan, wo es langjährige Bürgerkriege, gewaltsame Umsiedlungen und anhaltende Hungersnot gibt, liegt die perinatale Sterblichkeit bei ca. 16 %, und in den meisten Ländern Zentralafrikas beträgt dieser Wert ca. 13 % (BRUNO, 1996).

In den Ländern der Dritten Welt steht die Diagnose und die Behandlung der Schwangeren im Vordergrund, und die Strahlenexposition der Frucht tritt in den Hintergrund. Ultraschall und MRT sind nicht vorhanden, Kenntnisse über ihre Möglichkeiten sind beschränkt oder fehlen. Der Flüchtling und der Landbewohner sind Beispiele für medizinisch Unterversorgte. Der Reiche und/oder Einflußreiche nahe den medizinischen Zentren hat Zugang zur medizinischen Versorgung internationalen Standards. Zwischen beiden Extrempositionen nehmen Menschen entsprechend ihres Einkommens medizinische Leistungen in Anspruch.

In einem Vorort von Hanoi in Vietnam steht gegenwärtig ca. 150.000 Einwohnern ein Krankenhaus mit 55 Assistenzärzten und insgesamt 137 Mitarbeitern zur Verfügung. Die Entbindungsstation besitzt 6 Bettgestelle. Fließendes Wasser und Abwasserkanäle sind nicht vorhanden. In Vietnam liegt die perinatale Sterblichkeit bei ca. 4,5 %. Als Vergleich liegt in Deutschland der statistische Wert unter 0,5 %. Die Sterblichkeit der Wöchnerinnen liegt in Vietnam bei 1 bis 2 % (WERMELSKIRCHEN, 1996).

Die medizinische Versorgung zeigt in einzelnen Ländern der Dritten Welt auch in Abhängigkeit von der geographischen Lage Unterschiede. Unpassierbare Gebiete, wie Wüsten in Afrika und im arabischen Raum, Wälder in Lateinamerika und Gebirge wie in Südasien erschweren die Verbindungen, so daß viele Einheimische den Geburtsort während des ganzen Lebens nicht verlassen können.

Durch Religion und Kultur werden in den islamischen Ländern teilweise diagnostische und therapeutische Methoden, die in den nicht islamischen Ländern mit Erfolg angewendet werden, modifiziert. Modifikationen dieser Methoden können in fundamentalistisch-islamischen Ländern radikal sein. Dort sind zum Beispiel Palpation und Inspektion der Frauen durch männliche Fachkräfte untersagt und somit ist eine endovaginale Ultraschalluntersuchung undenkbar. In Ghom im Iran ist seit kurzem ein Krankenhaus namens „Al Sahra" eingerichtet worden, das nur von weiblichen Fachkräften für Frauen betrieben wird. Dadurch werden der Erfahrungsaustausch mit männlichen Kollegen im Krankenhaus und wissenschaftliche Arbeit begrenzt.

Die Machtübernahme der fundamentalistischen Talibanis in Kabul in Afghanistan im September 1996 führte zu einem Ausschluß der Frauen aus dem Berufsleben. Dies bedeutet eine Einschränkung der Versorgung von Schwangeren.

Ausgehend von den Übersichtsarbeiten zur Röntgendiagnostik in der Schwangerschaft aus den 60er Jahren und früher (u.a. FOCHEM, 1967; BUTTENBERG, 1964; WEISSHAR, 1961; SAVIGNAC, 1958; BORELL, 1956; MYLKS, 1947) war eine Analyse des eigenen Materials möglich. Hier werden Einflüsse erkennbar, die Abweichungen erklären, und bei der Einordnung der prä- und perinatalen Röntgendiagnostik in der Dritten Welt zu berücksichtigen sind.

4.1 Pelvimetrie

Eine Umfrage in Hamburger Krankenhäusern mit geburtshilflichen Abteilungen ergab, daß in den letzten Jahren Röntgenaufnahmen zur Pelvimetrie nicht angefertigt worden sind. Im Unterschied dazu wird die radiologische Pelvimetrie weiterhin in

Frankreich während der Geburt durchgeführt (VOGEL, 1996).

Das häufige Auftreten von Vitaminmangelkrankheiten, wie zum Beispiel die Vitamin D-Mangelkrankheit in der Dritten Welt (SALIMPOUR, 1975) – insbesondere in den fundamentalistisch-islamischen Ländern –, führt bereits im frühen Kindesalter zu Deformierungen der Beckenanteile, die beim Gehenlernen mechanischem Druck ausgesetzt sind; sie können u.a. bei Frauen bereits im gebärfähigen Alter eine Verengung des knöchernen Geburtskanal verursacht haben. Sowohl die hohe Anzahl der pränatal geschädigten Kinder, als auch die in den Bürgerkriegen traumatisch veränderte Beckenform der gebärfähigen Frauen, erklären die Indikationsstellung zur Pelvimetrie in der Dritten Welt.

Aufgrund fehlender Infrastruktur und mangelhafter schulmedizinischer Beratung und Versorgung (GWATKIN, 1980) ist eine adäquate Prophylaxe oder Therapie der Vitaminmangelkrankheiten nicht möglich (TURTON, STAMP u. STANLEY, 1977).

In der Dritten Welt werden die meisten Schwangeren von älteren, erfahrenen Frauen in den Familien beraten. Sie haben primär eine psychisch betreuende Funktion und verkennen oft banale Befunde, die vermeidbare therapieresistente Folgen in der Schwangerschaft nach sich ziehen. Daher ist verständlich, daß eine sachgerechte, klinische Messung des Schädel-Beckeneingang-Verhältnisses in der Dritten Welt eher eine Rarität ist; selbst in Europa und Nordamerika ist diese klinische Messung den bildgebenden Verfahren unterlegen (SCHMIDT-MATTHIESEN, 1989). In den meisten Ländern der Dritten Welt ist die einzige, eingeschränkt finanzierbare, objektive Möglichkeit zur Beckenmessung die radiologische Pelvimetrie. Sie kann von dem Assistenzpersonal durchgeführt und gegebenenfalls ausgewertet werden. Eine Pelvimetrie mittels bildgebender Verfahren ohne Strahlenbelastung, wie durch Ultraschall, stellt hohe Anforderungen, denn sie sollte durch einen Arzt durchgeführt werden und ist deshalb für die meisten Frauen nicht finanzierbar. Oft steht einer Stadt nur ein einziges Röntgengerät zur Verfügung, worauf sich sämtliche Untersuchungen konzentrieren. Nicht sachgemäße Nutzung von Ultraschallgeräten kommt in der Dritten Welt häufig vor, unter anderem, um Patienten zu beeindrucken. Dabei werden die Möglichkeiten vernachlässigt, Aussagen zur Morphologie zu bekommen oder Messungen durchzuführen. Die Modifizierungen der Pelvimetrie sind von Sitte und Religion des jeweiligen Landes abhängig. In den fundamentalistisch-islamischen Ländern der Dritten Welt muß die Pelvimetrie von den weiblichen Fachkräften durchgeführt werden, denn die Inspektion und Palpation der Frauen und damit die Pelvimetrie durch Männer wird in solchen Ländern nicht geduldet. Das zusätzliche Problem in diesen Ländern ist, daß im Vergleich zu Europa extrem wenig Frauen berufstätig sind, und insofern eine weibliche Fachkraft eine Seltenheit ist.

4.2 Größe und Reife der Frucht

Aussagen zur Größe und Reife der Frucht werden anhand der prä- und perinatalen Röntgenaufnahmen gemacht. Bei ihrer Deutung sind Rahmenbedingungen in der Dritten Welt zu berücksichtigen. Umweltfaktoren, genetische Ursachen, medizinische Versorgung von Erkrankungen während der Gravidität und die Konstitution der Mutter beeinflussen die Reife und Größe der Frucht.

Die Vielzahl der Aufnahmen unterernährter und unreifer Früchte im eigenen Material verdeutlicht die Folgen des herrschenden Hungers und der Armut für die Schwangerschaft in den Entwicklungsländern. In den Entwicklungsländern nehmen 20 bis 45 % der Frauen im gebärfähigen Alter nicht die von der WHO empfohlenen 2250 Kalorien am Tag (unter Normalbedingungen) zu sich, geschweige denn die 285 zusätzlichen Kalorien pro Tag, die sie brauchen, wenn sie schwanger sind. In Thailand beispielsweise bekommt eine Frau im Durchschnitt nur 1900 Kalorien pro Tag; auf den Philippinen liegt der Wert bei 1745 Kalorien, und dies trotz der schweren Arbeit, die die Frauen in diesen Ländern während der Saison in den Reisfeldern leisten. Anhand einer Studie in Indien (1987) fand man heraus, daß Frauen mit höherem Einkommen während einer Schwangerschaft etwa 2500 Kalorien am Tag verbrauchen und ca. 12,5 kg zunehmen, während

arme Frauen nur 1400 Kalorien zur Verfügung hatten und nur 1,5 kg zunahmen (SADIK NAFIS, 1989).

In den 40er und 50er Jahren sind in Europa und Nordamerika hinsichtlich der Größen- und Reifebestimmung der Frucht Kriterien und Tabellen erstellt worden, die überwiegend von den Entwicklungsländern übernommen wurden. Mit der Übernahme dieser Tabellen und Bestimmungen wurde von den Ärzten nicht an die Differenzen der dortigen Situation, Pathologie und medizinischen Versorgung zu den Bedingungen in den industrialisierten Ländern gedacht. In Europa und Nordamerika haben u.a. BANG u. HOLM (1968), HELLMAN et al. (1969) bereits ab der 5.–6. SSW die kindlichen Strukturen, größte Länge, Steiß-Scheitellänge und sogar die Lebensäußerungen bestimmt.

Die Armut und die konsekutive Mangelernährung, die hohe Inzidens der sich im Skelett manifestierenden Infektionen und Umweltfaktoren (SALIMPOUR, 1975; ELIDRISSY u. TAHA, 1982) lassen eine uneingeschränkte Anwendung der für die industrialisierten Länder geltenden Bestimmungen und Kriterien nicht zu. Die Ossifikation der Knochenkerne, wie die des Femurkernes und des proximalen Tibiakernes können in diesem Zustand nicht mehr als verläßliche Merkmale der Reife gelten. Die Radiologen in den Ländern der Dritten Welt müssen die Aufnahmen zur Bestimmung der Größe und Reife anhand eigener Erfahrungen interpretieren. Eine Publikation wird nicht als notwendig angesehen, oder sie ist organisatorisch nicht möglich. Die Erstellung systematischer, für die Länder der Dritten Welt geeigneter Tabellen ist vor Ort aus finanziellen und ethischen Gründen nicht möglich.

4.3 Extrauterine Gravidität (EUG)

In den Ländern der Dritten Welt sind periampulläre Verwachsungen nach früheren Entzündungen, z.B. Tbc, Verklebungen oder Kompressionen des Eileiters nach früherer Salpingitis oder Endometritis häufig; ihre hohe Inzidens erklärt das häufige Vorkommen der EUG in diesen Ländern. Dies macht verständlich, warum seltene Formen der EUG, die mit der Röntgendiagnostik nachweisbar sind, im eigenen Material auftreten.

Annähernd 99 % der 500.000 jährlich auftretenden Fälle von Müttersterblichkeit entfallen auf die Entwicklungsländer (WHO, 1994). In Afrika stirbt eine von 21, in Asien eine von 54, in Südamerika eine von 73, in Nordamerika eine von 9850 Frauen an Folge einer Schwangerschaft oder Geburt (STARRS, 1987).

Die EUG ist in der Dritten Welt für die Frau besonders bedrohlich, da eine rasche Klärung des Krankheitsbildes oft nicht möglich ist. Ursächlich sind die Beschränkungen der medizinischen Infrastruktur und die Kosten bei der Inanspruchnahme ärztlicher Leistungen. Von dem großen Teil der Bevölkerung ist oft nicht einmal eine einfache Röntgenaufnahme bezahlbar, noch seltener bestehen Rückgriffsmöglichkeiten auf die Sonographie. Bereits 1969 durchgeführte Studien über sonographische Diagnostik der EUG zeigten ihre Grenzen. Dabei kann nur unter Berücksichtigung der Anamnese und der klinischen Daten ein Verdacht auf das Vorliegen einer EUG geäußert werden. Die diagnostischen Versager wurden mit 29 % beziffert (KOBAYASHI et al., 1969).

Bei tödlichem Verlauf einer Schwangerschaft auf dem Lande in der Dritten Welt bleibt oft die Klärung der Todesursache aus. Es ist möglich, daß ein Teil davon auf eine EUG zurückzuführen ist.

4.4 Erkrankungen während der Gravidität, Fruchttod, Amnio- und Fetographie

Das hohe Vorkommen des Fruchttodes in den Entwicklungsländern ist auf die Häufigkeit der Erkrankungen in der Schwangerschaft, der Mißbildungen der Frucht zurückzuführen. Einige bei Kind und Mutter feststellbare Krankheiten stehen in direkter oder indirekter Beziehung zur Gravidität. Zu diesen gehören u.a. Rachitis und die Möller-Barlow'sche Krankheit (Hypovitaminosen); Stoffwechselstörungen; Blasenmole und Chorioncarcinom. Infektionen bei Mutter und Kind führen im Einzelfall zu Veränderungen die pränatal entstehen, wie z.B. Mikrozephalie und intrazerebrale Verkalkungen.

Armut, Hunger, Bürgerkriege und fehlende Infrastruktur in vielen Ländern der Dritten Welt haben nicht selten Infektionen und langanhaltende Epidemien zur Folge. Häufig führen Störungen, die durch eine Hypovitaminose verursacht sind, wie Rachitis, die Möller-Barlow'sche Krankheit, sowie die Eiweißmangelkrankheit und Stoffwechselstörungen der Mutter zu Wachstumsstörungen. In den Entwicklungsländern ist die erhöhte Mortalität von Kindern sehr junger Mütter auffällig. Ein niedriges Geburtsgewicht als eine der Hauptursachen des Todes von Säuglingen ist dort eine sehr häufig auftretende Erscheinung (SADIK NAFIS, 1995).

Blasenmole und Chorioncarcinome sind in verschiedenen Gebieten der Dritten Welt ernstzunehmende Probleme. Sie sind auf den Philippinen, in Malaysia, Hongkong, Singapur, Neuguinea, Westafrika und der Karibik häufiger als in Europa und Nordamerika (VOGEL, 1994). Die Inzidens in Nordamerika beträgt 1 : 2500, während sie in Singapur 1 : 823 (ANG et al., 1975) und in Kuala Lumpur 1 : 302 (THEO et al., 1971) ist.

Zur hohen Inzidens der angeborenen Mißbildungen in der Dritten Welt tragen außerdem pränatale Infektionen bei. Die Art der Mißbildung hängt vom embryonalen Entwicklungsstadium ab, in dem die Infektion stattfindet (LANGMAN, 1985). In den Entwicklungsländern sind congenitale Syphilis, Toxoplasmose, Röteln, Zytomegalie, Herpes (**ToRCH**) und Tuberkulose sehr häufig. Bei diesen Erkrankungen bietet die Röntgenaufnahme, gegebenenfalls ergänzt durch andere Schnittbildverfahren, einen Ansatz für einen frühen Nachweis.

In Afrika betrug im Jahre 1981 die Inzidens der Syphilisinfektionen bei Neugeborenen ca. 1,4 % (URSI et al., 1981). Auch die Diagnose der Syphilis ist anhand der Röntgenaufnahmen möglich. Im Jahre 1978 hatten in Äthiopien 3 bis 5 % der totgeborenen Kinder eine Syphilis (NAEYE u. KISSANE, 1978). In Europa und Nordamerika betrug die Inzidens Ende der 80er Jahre ca. 0,01 bis 0,03 % (KAYSER et al., 1989).

Zu den häufigen röntgenologisch nachweisbaren Mißbildungen des Skeletts anderer Genese in den Entwicklungsländern gehören Akranie, Anenzephalie, überzählige Extremitäten, Enzephalozelen und genetisch bedingte Osteogenesis imperfecta, Osteo-

57

petrosis und Chondrodystrophia fetalis. Dazu gehören auch pränatale Verletzungen des Kindes. Sie können beispielsweise durch gewaltsame Abtreibungsmethoden oder Traumata bei Kriegen oder gewaltsame Umsiedlungen häufig sein.

Die langanhaltenden Epidemien, Hungersnot, langjährige Bürgerkriege, Armut, schwerwiegende Naturkatastrophen, Mangel an diagnostischen Möglichkeiten und fehlende Infrastruktur erhöhen die Häufigkeit des intrauterinen Fruchttods. Hinzu kommen die unvorstellbar schweren Arbeitsbedingungen, denen die Gravida ausgesetzt ist.

In der Dritten Welt wendet man Röntgendiagnostik zur Klärung des Fruchttodes an. Die morphologischen Bilder (u.a. gibbusartige Krümmung der Wirbelsäule, intrafetale Gasbildungen, Spaldingzeichen, „missed abortion", sogenanntes „halosign") des intrauterinen Fruchttodes sind annähernd ähnlich den Bildern, die in Europa und Nordamerika noch in den 60er Jahren entstanden sind. In Europa und Nordamerika hat man bereits Ende der 60er und Anfang der 70er Jahre den Ultraschall für die Diagnose des Fruchttodes eingesetzt. HOLLÄNDER et al. beobachteten 1968 sonographisch eine Doppelkontur insbesondere am kindlichen Kopf bei durch Rh.-Inkompatibilität verursachten intrauterinen Fruchttod. Sie beschrieben zur selben Zeit im Sonogramm auch das Spaldingzeichen als Zeichen eines intrauterinen Fruchttodes. 1974 gelang KOSSOFF et al. echographisch die intraabdominelle Gasbildung im Kind beim intrauterinen Fruchttod und auch ein Hydrozephalus oder eine Myomeningozele darzustellen.

In Ländern der Dritten Welt werden noch Amnio- und Fetographie zum Nachweis einer Mißbildung oder zur Klärung einer Erkrankung von der Frucht wie zum Beispiel Blasenmole, Hydrops fetalis, Weichteil- und/oder Skelettmißbildungen durchgeführt, vorausgesetzt die Gravida bzw. ihre Familie kann die Untersuchungen finanzieren. In einigen Ländern, wie im Iran, wird heute noch bei entsprechender Fragestellung die Motilität des kindlichen Magen-Darmtraktes in utero beobachtet und interpretiert. Dort werden diese Untersuchungen als Voruntersuchung für eine geplante transabdominelle Bluttransfusion in das kindliche Abdomen bei

schwerer Rhesusinkompatibilität angewendet. Dieses Vorgehen wäre in Europa und Nordamerika ungewöhnlich. Dort gelang es u.a. KOSSOFF et al. 1974, die kindlichen abdominellen Organe intrauterin darzustellen. Die Lokalisation der fetalen Abdomenorgane für die intrauterine Transfusion bei einer bekannten Rh.-Inkompatibilität wird heute üblicherweise ohne den Einsatz ionisierender Strahlen durchgeführt.

4.5 Mehrlingsschwangerschaften

In der Dritten Welt werden oft Humangonadotropine zur Behandlung einer kinderlosen Frau eingesetzt. Selbst die ärmeren Frauen geben das letzte Geld für eine erfolgversprechende Behandlung dieser Art aus.

Durch Verabreichung von Humangonadotropinen an Frauen mit anomaler Ovulation und dadurch bedingter Überstimulation der Ovulation, kommen Mehrlingsschwangerschaften heute häufiger vor (MOORE, 1990).

Im Gegensatz zu den europäischen und nordamerikanischen Ländern führt in den Ländern der Dritten Welt eine Diskrepanz zwischen Leibesumfang und Schwangerschaftsalter zu einer Abdomenübersicht, da im Rahmen der radiologischen Versorgung der Schwangeren bei Verdacht auf Mehrlingsschwangerschaften und Abklärung der jeweiligen Lagebeziehungen von Mehrlingen zueinander eine Übersichtaufnahme zum diagnostischen Spektrum gehört.

4.5.1 Siamesische Zwillinge

In manchen Regionen der Welt beobachtet man, daß siamesische Zwillinge und/oder Mißbildungen der Frucht häufiger auftreten. Aufgrund dessen wurde das Entlaubungsmittel 2.4.5-T unter den Herbiziden am häufigsten mit Mißbildungen in Zusammenhang gebracht. Die Vermutungen über Embryotoxizität stammen aus Vietnam, Schwedisch-Lappland und Arizona. Eine Ende der 70er Jahre eingeleitete Untersuchung der Wirkungen von 2.4.5-T auf die Fortpflanzung von Säugern konnte keinen Nachweis über die Teratogenität des Herbizids erbringen. Keine der vorliegenden Arbeiten über die zur Zeit übliche Anwendung von 2.4.5-T sollen ein Risiko für den Menschen belegen (LANG-MAN, 1985).

Unter den Entwicklungsländern zeigt Vietnam ein erhöhtes Vorkommen der siamesischen Zwillinge. Es ist noch nicht vollständig geklärt, ob die Umwelteinflüsse es induzieren. Zur Zeit wird in Vietnam darüber diskutiert, inwieweit Dioxin für ein vermehrtes Auftreten von siamesischen Zwillingen in den letzten zwanzig Jahren verantwortlich gemacht werden kann (VOGEL, 1994). Ursächlich könnten die im Vietnamkrieg angewendeten Entlaubungsmittel „agent orange", „agent blue" und „agent white" gewesen sein, die mit Dioxin versehen worden waren. (Die Farbbezeichnung rührt von der Verpackung her.)

Zwillinge können entweder nur durch die Haut, oder durch Haut und tiefergelegene Organe, z.B. Leber oder Muskelgewebe, miteinander verwachsen (MOORE, 1990). Die Differenzierung solcher Verwachsungen ist durch eine Röntgen-Weichteilaufnahme möglich. Und das erklärt, warum die pränatale Diagnosestellung einer siamesischen Zwillingsschwangerschaft für den Ablauf des Geburtsvorganges von großer Bedeutung ist.

4.6 Hysterosalpingographie

Die Frau in der Dritten Welt ist erheblichem sozialem Druck ausgesetzt, fruchtbar zu sein, und in vielen Ländern ist sie als einziger Ehepartner verpflichtet, sich untersuchen zu lassen.

Bei einer Studie, die 1993 in einem ländlichen Gebiet Ägyptens durchgeführt wurde, wurde bei 52 % der untersuchten 500 Frauen eine Infektion der Fortpflanzungsorgane festgestellt. Bei einer Umfrage unter 3000 Frauen in Matlab in Bangladesch gaben ca. 25 % der Umfrageteilnehmerinnen an, Symptome für eine Infektion ihrer Fortpflanzungsorgane zu verspüren. Bei 70 % von ihnen konnte eine solche Infektion nachgewiesen werden. Die tatsächliche Zahl der Frauen mit einer Infektion der Fortpflanzungsorgane kann hier jedoch höher liegen, da

die Untersuchung nur Frauen einbezog, die angaben, Symptome zu verspüren (PATH, 1994).

Die hohe Inzidens der Tuberkulose in den Ländern der Dritten Welt ist die Ursache für das Auftreten der sekundären tuberkulösen Endometritis. Dabei ist das Cavum uteri in etwa 70 % befallen, die Tuben in 85–95 %, und das Ovar in etwa 20 % (FOCHEM, 1980). Eine Genitaltuberkulose führt bei der Frau fast ausnahmslos zur Sterilität. Bei Sterilität ist eine Genitaltuberkulose in ca. 25 % Ursache. Die Angaben zur Häufigkeit stammen von Untersuchungen in Mitteleuropa aus der Nachkriegszeit. Sie wurden unter Verhältnissen erfaßt, die Ähnlichkeiten mit denen in der Dritten Welt aufweisen (GWATKIN, 1980) und wurden deshalb zum Vergleich herangezogen.

In den Entwicklungsländern wird zur Klärung der Tubendurchgängigkeit oder einer Uterusanomalie oft eine Hysterosalpingographie durchgeführt. Eine Rekonstruktion des Fortpflanzungsorgans ist für viele betroffene Frauen nicht finanzierbar. Die Untersuchungen werden oft von unqualifiziertem Personal durchgeführt. Zum Beispiel wurden im Tschad Hysterosalpingographien von Röntgenassistenten durchgeführt und ausgewertet, denn es mangelt dort an Radiologen.

Veränderungen und Verschlüsse im Tubenlumen aufgrund einer Endometriose, Hydrosalpinx, tuberkulösen Endometritis oder Endometritis anderer Genese können durch Hysterosalpingographie nachgewiesen werden (FOCHEM, 1980). Diese Methode eignet sich besonders zur Darstellung der Mißbildungen, Tumoren des Cavum uteri, Polypen, Synechien und Hypoplasie, die ebenfalls eine Sterilität verursachen können. Die Hysterosalpingographie liefert zuverlässigere Ergebnisse als die Pertubation; ihre Fehlerquote, gemessen an den Ergebnissen einer Laparoskopie, beträgt etwa 20 bis 30 % (SCHMIDT-MATTHIESEN, 1989).

5 Folgerungen

Aus dem Dargestellten ergibt sich, daß die prä- und perinatale Röntgendiagnostik in der Dritten Welt ihre Indikationen hat. Dies ergibt sich aus anderen Rahmenbedingungen in der Dritten Welt, sie werden durch die Beschränkungen der Infrastruktur, durch Not und durch Religion und Tradition geprägt. Die Begrenzung des Einsatzes der ionisierenden Strahlen an Schwangeren in Europa, Nordamerika und in den Ländern der medizinischen Maximalversorgung in aller Welt bleibt sinnvoll; sie geht von der Überwachungsmöglichkeit der Schwangeren und von dem Vorhandensein von Untersuchungsmöglichkeiten aus, die ohne ionisierende Strahlen auskommen. In der Dritten Welt sind diese Voraussetzungen nicht gegeben. Im Einzelfall ist das Risiko abzuwägen. Geklärt werden muß, wann die Gefährdung von Mutter und Kind am niedrigsten ist, wann die Untersuchung unterbleiben und wann sie durchgeführt werden soll.

Die Empfehlungen internationaler Organisationen berücksichtigen nur ausnahmsweise die Schwierigkeiten in der Dritten Welt, im wissenschaftlichen Schrifttum wird die Problematik der Krankenversorgung und Diagnostik in Notgebieten nur selten erörtert. Die Analyse der Stellungnahme bestätigt, daß die Angaben des Schrifttums aus den 60er Jahren und früher zur prä- und perinatalen Röntgendiagnostik als Ansatz zur Auswertung hilfreich sind.

Diese Aussagen werden modifiziert durch die Verhältnisse, die zwar Parallelen zur Nachkriegszeit aufweisen, oft aber erhebliche Unterschiede zeigen.

6 Zusammenfassung

Die Röntgendiagnostik ist in der Dritten Welt oft das einzige Verfahren, das bei gestörter Schwangerschaft die Diagnose und gegebenenfalls eine Behandlung der Erkrankung ermöglicht. Für die eigene Untersuchung ergab sich daraus die Fragestellung:

Welche Röntgenbefunde werden bei Kind und Mutter in Ländern der Dritten Welt vor, während und nach der Geburt erhoben?

Ausgewertet wurden prä- und perinatal angefertigte Röntgenaufnahmen aus Vietnam, Israel, dem Iran, Thailand, Tansania, Zimbabwe, Mexiko, dem Tschad und Südafrika.

Die Analyse der Rahmenbedingungen in den Ländern der Dritten Welt und die Abwägung der Gefährdung von Mutter und Kind ergab Indikationen für die Untersuchungen.

Beckenverengungen, die die normale Geburt unmöglich machen, sind Folge des Vitamin D-Mangels in der Kindheit. Das eigene Material enthält Beispiele der Rachitis von Mutter und Ungeborenem.

Mißbildungen des Kindes und Mehrlingsschwangerschaften können oft nur mit der Röntgendiagnostik nachgewiesen werden, die Alternativverfahren fehlen häufig, ihr Nachweis kann therapieentscheidend sein.

Amnio- und Fetographien werden zum Nachweis von Blasenmole, Chorioncarcinom und auch bei vermuteter Mißbildung des Kindes durchgeführt, wenn eine Klärung ohne ionisierende Strahlen nicht möglich ist.

Das Ausbleiben einer Schwangerschaft führt in vielen Ländern der Dritten Welt zu Hysterosalpingographien. Ursache ist die Erwartung der Gesellschaft, daß die Frau schwanger wird. Die Untersuchungen werden auch dann häufig durchgeführt, wenn Operationsmaßnahmen zur Wiedereröffnung der Tuben nicht vorhanden sind.

Religion und Tradition beeinflussen das Vorgehen bei Untersuchungen der Schwangeren. In fundamentalistisch-islamischen Ländern dürfen Schwangere nicht von Männern untersucht werden. Weibliche Fachkräfte sind nur ausnahmsweise vorhanden. Dies kann zu einem Ausweichen auf Untersuchungen führen, die ohne Berührung der Frau durchgeführt werden können. Untersuchungen, bei denen die Genitalien berührt oder inspiziert werden, zum Beispiel die Plazierung eines Maßstabes für die Pelvimetrie, werden unterlassen, modifiziert oder unvollständig durchgeführt.

7 Abbildungsverzeichnis

8 Literatur

ANG A.H.; CHAN W.F.; NG K.K.:
Amniography in the early diagnosis of hydatidiform mole.
Br. J. Radiol. 48 (1975) 979–981

ASADUZZAMAN M. (1987):
zitiert nach NASIF SADIK,
Ernährung der Mütter und Ergebnis der Schwangerschaft in Bangladesch.
UNFPA, Weltbevölkerungsbericht 1989
Dag-Hammarskjöld-Haus (1989) Bonn, 24

BANG J.; HOLM H.H.:
Ultrasound in the demonstration of fetal heart movements.
Am. J. Obstet. Gynecol. 102 (1968) 956

BISHOP P.A.:
The roentgenology diagnosis of the fetal hydrops.
Am. J. Roentgenol. 86 (1961) 415

BOWMAN J.M.:
Radiological aspects of intrauterine blood transfusion.
Br. J. Radiol. 40 (1967) 960
zitiert nach SCHINZ (1984)

BRUNO M.:
The World Bank Atlas.
International Bank for Reconstruction and Development.
Washington D.C. (1996) 8–16

BUTTENBERG D.; NEUMAN G.:
Die Anwendung der Plazentographie bei Verdacht auf Plazenta praevia.
Zentralbl. Gynäkol. 86 (1964) 833
zitiert nach FOCHEM (1980)

CHAUDHURI MK.:
Nutritional profiles of Calcutta pre-school children. II. Clinical observation.
Indian J Med Res. 63 (1976) 189–195
zitiert nach SITRIN u. ROSENBERG (1984)

CHEN LC.; RAHMAN M.; SARDAR AM.:
Epidemiology and causes of death amug children in a rural area of Bangladesh.
Int J Epidemiol. 9 (1980) 1

CHEN LC.:
Control of diarrheal disease morbidity and mortality: Same strategic issues.
Am J Clin Natr 31 (1978) 2284
zitiert nach WALSH (1984)

DAVIS R.:
Measles in the tropics and public health practice.
Trans R Soc Trop Med Hyg 76 (1982) 268–275

EISENBERG R.L.:
Clinical imaging – an atlas of differential diagnosis –.
Aspern Publishers (1988) Rockville Maryland, 808–809

ELIDRISSY ATH.; TAHA SA.:
Nutritional status of children with vitamin D difficiency rickets in Riyadh.
12th International Congress of Nutrition (1982) p. 14

FOCHEM K.:
Gynäkologische Röntgendiagnostik u. radiologische Diagnostik in der Geburtshilfe.
In: HEUCK F. et al. (Ed). Handbuch der medizinischen Radiologie XIII/2, Springer (1980) Berlin – Heidelberg – New York, 3–46, 289–341

GREENSPAN VON A.:
Skelettradiologie. 2. Auflage,
edition medizin VCH (1993) Weinheim, 620–621, 553–554

GROEN JJ.; ECHCHAR J.; BEN-ISHAY D. et al.:
Osteomalacia in Negevbeduin.
Arch Intern Med. 116 (1965) 195

GWATKIN DR.:
How many die? A set of demographic estimates of the annual number of infant and child deaths in the world.
Am J Pub Health 70 (1980) 1286–1290

HADDAD JG.; CHYNA KJ.:
Competitive protein-binding radioassay for 25-hydroxycalciferol.
J Clin Endocrinol Metab. 33 (1971) 992–995

HELLMAN L.M.; KOBAYASHI M.; FILISTI L.; LAVEN-
HAR M.:
Growth and development of the humanfetus peri-
or to the twentieth week of gestation.
Am. J. Obstet. Gynecol. 103 (1969) 789

HOLLÄNDER H.J.; MAST H.:
Intrauterine Dickenmessung der Plazenta mittels
Ultraschall bei normalen Schwangerschaften und
bei Rh.-Inkompatibilität.
Geburtshilfe Frauenheilkd. 28 (1968) 662

KAYSER F.H.; BIENZ K.A.; ECKERT J.; LINDENMANN J.:
Medizinische Mikrobiologie. 7. Auflage,
Thieme (1989) Stuttgart – New York, 224–227,
335–337

KOBAYASHI M.; HELLMAN L.M.; FILISTI L.:
Ultrasound: An aid in the diagnosis of ectopic
pregnancy.
Am J. Obstet. Gynecol. 106 (1969) 1131

KOSSOFF G.; GARRETT W.J.; RADOVANOVICH G.:
Grey scal echography in obstetrics and gynaecolo-
gy.
Aust. Radiol. 18 (1974) 62

LANGMAN, J.:
Medizinische Embryologie. 7. Auflage,
Thieme (1985) Stuttgart – New York, 105–125

LISSNER, J.; FINK U.:
Radiologie II. 3. Auflage,
Enke (1990) Stuttgart, 373–376

LOVINGER RD.:
Rickets.
Pediatrics 66 (1980) 359–365

MC LAINE C. jun.:
Amniography studies of the gastrointestinal mobi-
lity in the human fetus.
Am. J. Gynecol. Obstet 86 (1963) 1079
zitiert nach SCHINZ (1984)

MESCHAN I.:
Diagnostik mit bildgebenden Verfahren. Bd. II,
Enke (1988) Stuttgart, 246–250

MILLER CG.; CHUTKAN W.:
Vitamin-D deficiency rickets in Jamaican children.
Arch Dis Child 51 (1976) 214–218

MOORE K.L.:
Embryologie. 3. Auflage,
Schattauer (1990) Stuttgart, 11–37, 154–180,
410–418

MYLKS G.; BRAWNE A.B.; JONES W.A.:
X-ray in rupture of uterus.
Can. Med. Assoc. J. (1947) 337
zitiert nach FOCHEM (1980)

NAEYE R.L.; KISSANE J.M.:
Perinatal diseases, a neglected area of the medical
sciences.
In: NAEYE R.L.; KISSANE J.M.; KAUFMAN N. (Eds):
Perinatal Diseases, Williams & Wilkins (1978)
Baltimore, p 1

NASIF SADIK:
Bedürfnisse und Präferenzen Jugendlicher.
UNFPA, Weltbevölkerungsbericht 1995
Dag-Hammarskjöld-Haus (1995) Bonn, 48

NASIF SADIK:
Kreislauf der Unterernährung.
UNFPA, Weltbevölkerungsbericht 1989
Dag-Hammarskjöld-Haus (1995) Bonn, 8

NIESSEN K.H.:
Pädiatrie. 2. Auflage,
edition medizin VCH (1989) Weinheim, 44–56,
50–52

OGDEN J.A.; MACLYN E.W.; CLARENCE D.D.:
Radiological aspects of fetal intrauterine transfusion.
Radiology 93 (1969) 1315
zitiert nach SCHINZ (1984)

PATH (Programme for Appropriate Technology in
Health 1994).
Women's Reproductive Health: The Role of Fami-
ly Planning Programs.
Outlook 12 (1994) 1–8

REID D.F.:
The radiological localisation of the placenta.
Br. J. Radiol. 28 (1953) 406
zitiert nach FOCHEM (1980)

SALIMPOUR R.:
Rickets in Tehran: Study of 200 cases.
Arch Dis Child 50 (1975) 63–66

Literatur

SAVIGNAC E.:
Roentgen amniography a valuable and safe aid to obstetrical diagnosis.
Radiology 60 (1953) 545
zitiert nach SCHINZ (1984)

SCHINZ H.R.:
Radiologische Diagnostik.
In: THURN P. (Ed). Bd IV Harnsystem und männliche Genitalorgane, Nebennieren, Retroperitonealraum-Gynäkologie und Geburtshilfe-Lymphsystem
Thieme (1984) Stuttgart – New York, 364–415

SCHMIDT-MATTHIESEN H.:
Gynäkologie und Geburtshilfe. 7. Auflage,
Schattauer (1989) Stuttgart – New York,
130–154, 223–229, 295–304, 324–338, 345–356

SILVERMAN F.N.:
Recovery from epiphyseal invagination. Sequel to an unusual complication of scurvy.
J. Bone J Surg. A 52 (1970) 384

SITRIN M.D.; ROSENBERG I.H.:
Vitamin D.
In: MAHMOUD ADEL A.F.; WAREN K.S. (Eds)
Tropical and Geographical Medicine.
Mc Graw-Hill (1984) New York, 1034–1040

SPRAGUE P.L.:
Epiphyseo-metaphyseal cupping following infantile scurvy.
Pediat. Radiol. 4 (1976) 122

STARRS A.:
Preventing the Tragedy of Maternal Deaths.
A Report on the International Safe Motherhood Conference.
Nairobi, Kenya (1987) 7

TEOH E.S.; DAWOOD M.Y.; RATNAM S.S.:
Epidemiology of hydaditiform mole in Singapore.
Am J. Obstet. Gynaecol. 33 (1971) 352–356

TESSARO A.N.; CHASLER C.N.:
Amniography as an aid intrauterine transfusion.
Am. J. Roentgenol. 103 (1968) 195
zitiert nach Schinz (1984)

TURTON CWG.; STAMP TCB.; STANLEY P. et al.:
Altered vitamin-D metabolism in pregnency.
Lancet i (1977) 222–224

URSI J.P.; VAN DYCK E.; VAN HAUTTE C. et al.:
Syphilis in Swaziland. A serological survey.
J. Vener Dis 57 (1981) 95

VOGEL H.:
Tropen-Radiologie.
ecomed (1994) Landsberg, 377–404

VOGEL H.:
1996, mündliche Mitteilung

von APPEN A.:
Hungererfahrung und Hungerprotest in der Dritten Welt.
In: GAILUS M. u. VOLKMANN H. (Eds),
Der Kampf um das tägliche Brot.
Westdeutscher Verlag (1994) Opladen, 442

von WECHMAR:
1996, mündliche Mitteilung

WALSH J.A.:
Estimating the Burden of illnes in the Tropics.
In: MAHMOUD ADEL A.F.; WAREN K.S. (Eds)
Tropical and Geographical Medicine.
Mc Graw-Hill (1984) New York, 1073–1085

WERMELSKIRCHEN A.:
Der Plan und das Volk.
Aus Frankfurter Allgemeine Zeitung
September 1996, Nr. 204/Seite 9

World Health Organization, 1994:
Abortion: A Tabulation of Available Data on the Frequency and Mortality of Unsafe Abortion.
WHO, Geneva, Division of Family Health, 2 (1994) 13

Stichwortverzeichnis